AF403849

4950

Sommaire
DES MALADIES

OCCASIONNÉES, ENTRETENUES OU COMPLIQUÉES

Par la formation ou existence de la *cause* générale et toujours accidentelle de ces affections,

ET

TRAITEMENT

De cette même *Cause* et des Accidens ou Signes de Maladies qui en sont la suite,

Par M. BOILLEY,

MÉDECIN PHYSIOLOGISTE,

DIPLOMÉ PAR TOUTES LES FACULTÉS DE MÉDECINE DE FRANCE,

AUTEUR DE PLUSIEURS OUVRAGES SCIENTIFIQUES,

Et réformateur des trop nombreux Abus médicaux.

Ce Travail complète le Régulateur de la santé, offert, sous forme de Tableau synoptique, par le même Auteur.

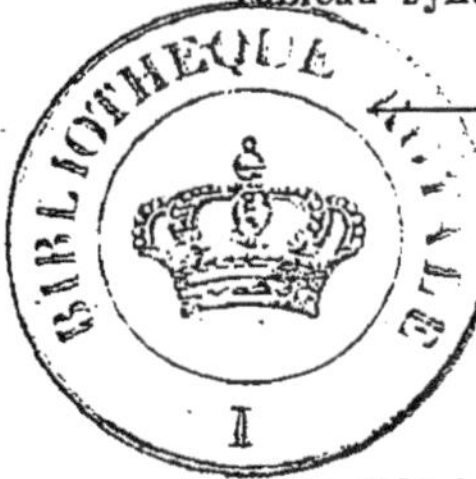
BIBLIOTHEQUE ROYALE

LYON.

TYPOGRAPHIE DE Vᵉ AYNÉ,

Grande rue Mercière, 44.

1839.

Sommaire

DES MALADIES

OCCASIONNÉES , ENTRETENUES OU COMPLIQUÉES

Par la formation ou existence de la *cause* générale et toujours accidentelle de ces affections,

ET

TRAITEMENT

De cette même *Cause* et des Accidens ou Signes de Maladies qui en sont la suite,

Par M. BOILLEY,

MÉDECIN PHYSIOLOGISTE,

DIPLOMÉ PAR TOUTES LES FACULTÉS DE MÉDECINE DE FRANCE,

AUTEUR DE PLUSIEURS OUVRAGES SCIENTIFIQUES ,

Et réformateur des trop nombreux Abus médicaux.

Ce Travail complète le Régulateur de la santé offert , sous forme de Tableau synoptique , par le même Auteur.

Inventa perficere non est inglorium. PH.

1ᵉ *Observation.*

Toutes les maladies sont inflammatoires à leur début ou commencement, le contraste du froid avec la chaleur en est toujours la *cause* (*voir au tableau les considérations*); les variétés ou signes des maladies sont en raison de la force du sujet, de son tempérament, de son sexe, de son âge, etc. , etc... ; et de l'action plus ou moins violente de cette *cause.*

1

Les saignées générales ou avec la lancette pour établir l'équilibre, les sangsues pour dégorger localement, une diète sévère (*voir à la brochure n° 34, l'article diète*), puis un atmosphère régulier de 25 à 30 degrés de chaleur (*thermomètre centigrade*), sont les moyens de guérir toutes les maladies internes, et d'aider à diminuer et guérir les externes ou chirurgicales; ce n'est que par les urines qu'on peut préciser les cas de saigner utilement (*voir n° 2 page 8 de la brochure, les signes et traitement de la pleurésie*); les médecins qui saignent sans cette précaution, saignent toujours au hasard.

2ᵉ *Observation.*

Dans toutes les saisons, dans tous les pays, dans toutes les localités et à tout âge, sur cent personnes prises au hasard, 80 ont un *battement* à la région ombilicale, et c'est en raison de ce battement, *cause* des maladies (*voir au tableau n° 2, les considérations*), et de la dureté plus ou moins prononcée qui l'accompagne, que j'apprécie l'état ou degré de la *cause* des maladies, pour le traitement de laquelle je distingue six séries, dont cinq figurées au tableau planche 2ᵉ, par les nᵒˢ 1, 2, 3, 4 et 5.

Première Série DD, figure 1ʳᵉ, deuxième planche. Cette série est sans *battement*, avec les précautions générales (*colonne C du tableau*) on peut entretenir le jeu régulier de la vie, éviter, par conséquent, la *cause* des maladies et s'user moins vite; mais comme il n'y a jamais équilibre parfait pour la chaleur de l'estomac, et que le sentiment de la faim résulte du frottement à nu ou à vide des parois de cet organe, il y aura une faim ou appétit plus grand pour un estomac un peu irrité, qui, pour cette raison, est plus sensible, ce qui fait que le frottement sera plus sensible aussi; on mange en conséquence, et la digestion étant plus prompte en raison des mouvemens précipités de l'estomac et de l'augmentation de chaleur de cette partie, le corps prend un accroissement d'autant plus prompt, que le régime est plus nourrissant et que l'on fatigue moins : un engourdissement résulte de ce trop de vie, l'apparence de santé est telle que la peau en est violette, le cerveau participe à cet engourdissement, et si un plus grand nombre d'enfans qui se trouvent dans ce cas, ne meurent pas à la minute, c'est qu'à cet âge les os du crâne sont élastiques; mais les attaques de nerfs, les tics ou mou-

vemens convulsifs involontaires, l'épilepsie, les paraly-
sies, les maux d'yeux, la goutte sereine, l'imbécilité pour
les n⁰ˢ 3 et 4, la surdité suite d'écoulemens purulens
qui détruisent le tympan, sont le partage de l'enfance,
ainsi que les affections du ventre, les obstructions, etc..
les affections de poitrine, le croup et ses variétés,
etc.... : tandis que l'apoplexie foudroyante tue les sujets qui ont trop de vie, et chez lesquels l'ossification
du crâne est complette, et, pour cette raison, nulle-
ment élastique pour l'action des vaisseaux surtout, s'ils ne
saignent pas abondamment par le nez, ou s'ils ne sont pas
saignés copieusement à la minute avec la lancette; les
moins robustes, chez lesquels on calme un peu la maladie
sans la faire avorter, c'est-à-dire qui ne saignent pas assez
par le nez, ou qui ne sont saignés qu'au quart de ce qu'il
faut avec la lancette pour amener l'équilibre nécessaire
(n° 35), en sont quittes, si des remèdes incendiaires
ne les tuent pas, en sont quittes, dis-je (*indépendamment
des souffrances inouies*), pour trente à quarante jours de
maladie toujours entre la vie et la mort, quelquefois avec
perte d'un œil, toujours la chute des cheveux, des ongles
et la peau renouvelée deux ou trois fois, indépendamment
pour la vie qui se trouve usée d'un quart, etc.

Des demi-précautions (*colonne C*) font qu'on ne devient pas malade dans cette première série; alors les choses
vont lentement, et il en résulte l'obésité (*trop gras*), qui
fait mourir jeunes beaucoup de sujets, surtout ceux qui
sont bien nourris et qui ne fatiguent pas ; pour prévenir
et diminuer l'*obésité* (*voir* n⁰ 12).

Traitement des accidens de cette première Série.

Des saignées de bras (*une livre chaque fois, calculant l'âge*)
faites de six heures en six heures et douze sangsues à l'anus
(*insister sur les sangsues à l'anus pour les enfans qu'on ne peut
pas saigner*), que l'on doit renouveler de douze heures en
douze heures, jusqu'à ce que les urines blanchissent et se
troublent une heure après être rendues, puis une diète
sévère aqueuse, chaude et méthodique (voir n° 34), et
un atmosphère régulier de 25 à 30 degrés (*thermomètre
centigrade*) sont les principaux moyens de faire avorter une
maladie. Il est des cas si pressans qu'il faut doubler et même
tripler la quantité de sang avec la lancette, puis, au besoin,
mettre cent sangsues (*eu égard à l'âge*) dans un sac, dans
lequel on engage le malade, ne lui laissant dépasser que

la tête. Des urines laiteuses annoncent la convalescence qui est d'autant plus courte que l'on a agi plus activement.

L'inflammation terminée, les organes digestifs ayant été trop excités par l'inflammation, sont, le plus souvent, dans une espèce d'abattement (*tel un ressort qui a perdu de son élasticité pour avoir été trop distendu*), que l'on fait cesser utilement avec un vomitif, le préférable est le tartre stibié (*vulgairement émétique*), trois grains pour un homme, un grain pour les enfans, les trois grains dans trois verres d'eau, et le grain dans un verre, prendre en trois doses, une d'heure en heure, jusqu'à ce que le vomissement ou des selles surviennent; boire de l'eau tiède en vomissant (*bien chaude elle empêche de vomir*), ce qui prouve que tout ce qui est chaud aide la digestion; tous les purgatifs conviennent, car ce n'est que l'abus et la fausse application qu'on en fait qui les rendent dangereux et meurtriers.

Deuxième Série, n° 2, deuxième planche. Le moindre *battement* caractérise la deuxième série; comme dans cette série le corps n'est pas encore affaibli par la maladie, le sang est constamment en ébullition par suite des mauvaises digestions (*annoncées par des rots, des vents, des selles irrégulières, des urines rouges, le sommeil agité, une peau brûlante et 15, 20 ou 25 pulsations au-dessus de 60 par minute qui est le terme de la santé pour l'homme fait*). Les enfans sont plus étourdis, la dentition plus difficile et douloureuse, la coqueluche, le croup, la rougeole, la petite-vérole, etc., plus dangereuses, l'incontinence des urines, la chute du fondement plus fréquente, etc. L'homme est plus exalté, les folies se déclarent pour les n°s 3, l'épilepsie accidentelle pour les n°s 1 et 2, celle de naissance n'est que pour le n° 5. Les maladies accidentelles sont accompagnées de convulsions, de tétanos (*raideur continuelle et convulsive des muscles et des membres, suite d'une contusion, d'une chute sur la tête ou sur les fesses, écrasement d'une partie, etc., etc.*), la rage (*hydrophobie*) font des victimes surtout pour les n°s 3 et de 2 à 3, le coma (*ou assoupissement profond*) pour le n° 4; ces accidens sont à peine sensibles pour le n° 1. Les maladies de la peau sont dans toute leur vigueur modifiées en raison du tempérament (*voir au tableau n° 3*), et des excès qui tous sont comptés, les pertes et fausses couches plus fréquentes, les signes de grossesse plus obscurs et incertains, la menstruation plus orageuse, les désirs vénériens plus prononcés, l'époque critique plus dangereuse : e sang, en recevant un mauvais *chyle*, augmente de volume et fatigue tout le corps ; le cœur lui-même, fatigué par l'inflammation générale, pousse plus difficilement ce sang gonflé et grossi : les anévrismes se déclarent alors (*voir la description de cette terrible maladie, n° 6*), l'apoplexie, la cataracte, l'amaurose ou goutte sereine, les surdités, les convulsions, la chute des cheveux, et leur changement subit arrivent. (*Voir à la table le traitement de tous ces accidens et variétés de maladies.*)

Le traitement pour cette deuxième série consiste dans une diète sévère et méthodique, à saigner avec la lancette en raison de la force du sujet et de la violence de la maladie, à dégorger l'estomac et les intestins par des sangsues sur la région ombilicale et à l'anus, se réglant d'après la couleur des urines (*blanches on ne saigne plus*) ; il faut être bien réservé pour les purgatifs dans cette deuxième série, pour laquelle la convalescence sera toujours longue et presque interminable pour la troisième et surtout la quatrième.

Troisième Série, n° 3, deuxième planche. Dans cette série le *battement* est du double plus fort que dans la seconde, avec un commencement de dureté, le corps est diminué d'un quart, la vie est toute de nerfs, tout est exalté, les passions plus violentes, les désirs vénériens plus fatigans, les manies, le fanatisme, etc., sont portés à l'extrême, les suicides plus fréquens, surtout pour les sujets qui ont la tête n° 3, la chute de l'anus, les incontinences d'urines, les difficultés d'uriner, les sciatiques, les hémorroïdes, les fleurs blanches et, par suite inévitable, la stérilité (*voir n° 5*), de petites plaies ou chancres superficiels paraissent sur la langue, au gosier, et deviennent plus prononcés pour la quatrième série.

Le traitement pour cette série consiste à faire une saignée de bras à celui qui a encore une certaine masse de vie ; cette saignée est pour établir l'équilibre ; et des applications de sangsues sur l'estomac et à l'anus sont pour dégorger utilement le tube intestinal qui, depuis plus ou moins long-temps, reçoit une nourriture mal préparée ; pour agir activement mettre des sangsues tous les huit jours et autrement tous les mois, jusqu'à ce que les urines se troublent et blanchissent une heure après être rendues : une diète sévère est de rigueur, en attendant ce changement dans les urines ; quand elles sont blanches on augmente la nourriture, s'observant d'après les points essentiels (*colonne C*), sans perdre de vue que l'estomac malade demande à être ménagé, et qu'un peu, bien digéré, nourrit, tandis que beaucoup, mal digéré, affaiblit et rend malade ; enfin, huit jours de travail forcé pour celui qui a l'estomac sans battement lui font moins de mal qu'une digestion un peu pénible. Une chose utile dans cette série, comme dans les suivantes, est de tenir sur la région ombilicale un large emplâtre de ciguë recouvert d'une couche légère d'extrait de belladone, il est calmant et stupéfiant ; le renouveler tous les quinze jours et le continuer long-temps. Je donne aussi le tridace ou extrait de laitue, quelques grains chaque jour, l'éther sulfurique comme antispasmodique à la dose de deux ou trois gouttes dans un verre de boisson, l'eau de fleurs d'oranger, l'eau de laitue, de mauve, etc. ; mais si peu que cela dégoûte le malade, je supprime tout et m'en tiens au *régime* que réclame la série ou degré de maladie.

Quatrième Série, n° 4, *deuxième planche*. Cette série a le *battement* un peu moins fort que la troisième, mais plus profond et avec dureté plus prononcée ; la vie est usée de moitié, et plus on mange, plus on maigrit, la vie est toute concentrée sur l'estomac et les intestins ; elle y est par conséquent par excès, on doit chercher à y établir l'équilibre par les mêmes moyens que pour la troisième, excepté l'emploi de la saignée que contre indique la diminution de vie ou maigreur, proportionnant le nombre de sangsues et leur application à l'âge, à la force, etc.... Dans cette série il y a à craindre le squirrhe, qui caractérise la cinquième série. Pour ces deux séries, les urines sont le baromètre du corps, elles sont en général très-claires ; lorsqu'elles rougissent un peu, il faut prendre une nourriture plus liquide et plus aqueuse, et s'appliquer des sangsues sur l'estomac et à l'anus pour ramener l'équilibre, qui est annoncé par des urines laiteuses ; après avoir diminué cette ancienne inflammation des troisième, quatrième et cinquième séries, quand enfin l'équilibre est établi, et annoncé par des urines laiteuses ; les intestins qui sont à comparer à un ressort trop tendu, et qui, pour avoir été trop irrités, sont dans une espèce d'engourdissement et d'abattement qui amènent une constipation opiniâtre, qui épuise le malade et que l'on fait cesser avec l'huile de ricin, seul purgatif que je conseille, il produit un effet salutaire ; la dose est depuis une demi-cuillerée à café pour le plus jeune enfant, graduant suivant l'âge, jusqu'à une cuillerée à bouche pour un homme (*eu égard cependant à l'épuisement surtout de la cinquième série*) ; **on** .triture l'huile avec du sucre et une portion de jaune d'œuf proportionnée à la quantité d'huile ; on ajoute l'eau nécessaire et l'on prend la dose d'une seule fois ; on boit de l'eau ou du bouillon aux herbes à chaque selle : ne pas abuser de ce moyen que l'on répète tous les huit jours, jusqu'à ce que la nature ait repris ses droits (*deux ou trois fois au plus*). Les femmes grosses de ces séries doivent se soigner plus exactement que les autres, attendu que la grossesse, sans être une maladie, épuise et fatigue le corps.

Cinquième Série, *n° 5*, *deuxième planche.* Dans cette série le *battement* est petit, mais précipité, très-profond ; le pylore, presque entièrement fermé, est comme collé à l'épine du dos ; cet état constitue le squirrhe ou durcissement de ce même *pylore* : il y a toujours constipation, quelquefois vomissement avec des efforts bien pénibles ; des soins minutieux, assidus et réguliers entretiennent la vie, et allégent un peu les souffrances. Ici l'emplâtre de ciguë avec l'extrait de belladone convient beaucoup pour aider à calmer le vomissement, dont les efforts fatiguent toujours davantage l'estomac, puis choisir dans les substances liquides celles qui sont le moins rejetées.

Sixième Série ou Série supplémentaire , caractérisée par le cancer ou plaie de l'estomac et les plaies ou ulcérations des intestins : le cancer de l'estomac et des intestins pouvant être le résultat de la lésion ou blessure faite par un corps étranger, par une substance corrosive, par des purgatifs trop violens, etc., etc., peut survenir à toutes les séries, et les compliquer en produisant des accidens proportionnés en raison de leur nombre, de leur largeur et de leur position, calculant aussi que plus le sujet est fort et plus il y a encore de vie, plus les accidens sont terribles et fatigans. Cette sixième série n'est pas figurée dans les planches, attendu qu'il faudrait autant de figures que de variétés de plaies, etc., etc.... Ce qu'il y a de trop certain et trop malheureux, c'est qu'on ne guérit pas quand il y a plaies un peu profondes, parce que les mouvemens des intestins, qui se frottent continuellement et pendant le sommeil même, s'oppose à la cicatrisation des plaies du tube intestinal.

Les plaies à l'estomac se reconnaissent à une tumeur plus ou moins considérable, bosselée et toujours très-douloureuse et sensible au toucher. Beaucoup de malades

succombent spontanément par suite d'un vomissement de
sang, provenant de la rupture de quelques vaisseaux
ouverts par l'agrandissement de la plaie. Une variété de
vomissement de sang est celui qui, provenant de la rupture
de quelques vaisseaux devenus variqueux par l'ancienneté
de la maladie; il agit comme saignée locale et est bien
efficace, ce qui n'arrive guère que chez les malades de la
cinquième série; sans plaie, combien ils doivent profiter
de cette crise. Ceux qui ne succombent pas s'en trouvent
soulagés, attendu que cette hémorragie, qui agit bien localement, soulage à la minute.

Il peut y avoir des plaies en grand nombre, et sur plusieurs points du tube intestinal; plus il y en a, plus le
malade est agité, et plus tôt il est épuisé et succombe; les
plaies dans les intestins sont toujours accompagnées de
coliques et de diarrhée sanguinolente, et malgré cela un
peu moins dangereuses et plus susceptibles de se guérir
que celles de l'estomac.

Pour le traitement, établir l'équilibre par des saignées
générales, des applications de sangsues sur l'estomac et à
l'anus, se réglant d'après la couleur des urines et la force
du sujet, n'user que de substances liquides, insistant sur
le lait, etc., et se réglant du reste d'après ce que demande la gravité du cas. L'emplâtre de ciguë, avec extrait
de belladone comme pour tous les cas et toutes les séries.

N° 2. FLUXIONS DE POITRINE

DISTINGUÉE EN VRAIE ET FAUSSE PLEURÉSIE (*).

De la fausse pleurésie ou inflammation des poumons.

On appelle fausse pleurésie l'inflammation plus ou moins
prononcée et violente de l'intérieur de l'un ou des deux poumons; comme cette inflammation communique à l'extérieur, elle peut se guérir par les seuls efforts de la nature,
surtout chez les sujets d'une santé ordinaire : le crachement,
de sang plus ou moins fort, qui toujours a lieu, est comme
une saignée locale qui dégorge les poumons, et qui, plus
abondant et copieux, guérit plus tôt et plus sûrement : les
saignées de bras sont indispensables chez les sujets robustes
et toujours utiles chez ceux d'une santé ordinaire, cela

____

(*) Plus l'estomac est malade et la poitrine resserrée d'avant en arrière,
plus ces maladies sont graves. (*Voir la description du diaphragme, n° 3.*)

au début de la maladie, c'est-à-dire avant que les urines aient changé. C'est le plus sûr moyen de faire avorter la maladie, qui ne parcourt jamais utilement ses périodes dans des *organes aussi délicats que les poumons* : ici une diète sévère et méthodique, etc., etc. (*Voir traitement général des maladies*, n° 1).

De la vraie pleurésie ou inflammation des plèvres.

Les plèvres sont deux membranes qui forment deux sacs dans lesquels plongent les poumons ; ces sacs tapissent les côtes et se replient autour des poumons, leur adossement partage la poitrine en deux cavités ; ces sacs ou cavités sont, sans autres ouvertures, que celles pour la transpiration insensible, dont le jeu régulier est bien essentiel pour absorber le résidu ou mucus, qui, dans l'état de santé, humecte ces cavités et qui sert à empêcher les poumons de s'enflammer en se frottant et de se coller lorsqu'ils s'appuient trop long-temps contre les côtes ou parois de la poitrine, comme, par exemple, pendant qu'on est couché.

La suppression de ce mucus entraîne des accidens terribles, et d'autant plus graves et meurtriers, qu'elle est plus prompte et le sujet plus robuste ; il en résulte une inflammation qui fait périr un homme robuste du deuxième au troisième jour, s'il n'est pas saigné abondamment avec la lancette. Il arrive que des personnes d'une faible santé se sauvent par les seuls efforts de la nature ; mais c'est pour périr de langueur un peu plus tard ; car si une inflammation parcourt ses périodes, autour et dans des organes aussi délicats que les poumons, il en résulte des obstructions (*tubercules*) qui se terminent ou par le dessèchement d'un ou des deux organes (*phthysie*), ou par un abcès (*vomique*), et d'autant plus promptement, que l'estomac est plus malade et que la poitrine est plus resserrée d'avant en arrière ; une mort spontanée en est quelquefois la suite.

Les signes de la vraie pleurésie sont, au début, presque toujours vomissemens bilieux, avec de grands efforts, une douleur pongitive ou dans un point circonscrit, dans un côté de la poitrine, augmentant pendant l'inspiration ; des quintes de toux extrêmement douloureuses et très-difficiles, le malade les évitant autant que possible ; la respiration difficile, bien pénible et très-courte ; la toux sèche, les crachats rares et rouillés, offrant quelques stries ou filets de sang, le second jour seulement, impossibilité de se coucher sur le côté douloureux ; douleurs de tête, pouls élevé, peau sèche et brûlante, urines rouges et rares, naturelles les vingt premières heures, presque toujours constipation chez les sujets robustes ; en frappant sur le côté douloureux, le son est mat au lieu d'être sonore comme le côté sain.

Le traitement le plus efficace, le plus prompt et le seul vrai, consiste à saigner au bras, seul moyen de sauver un homme robuste ; on saigne en raison de la couleur des urines ; tant qu'elles sont naturelles, le sang n'est pas encore malade, une saignée copieuse dans ce cas fait avorter la maladie ; lorsque les urines sont rouges le temps presse, l'engorgement des poumons est commencé, tant qu'elles sont rouges et claires, on peut *sauver le malade par des saignées (une livre chaque fois pour un homme robuste)* faites de six heures en six heures, jusqu'à ce que les urines se troublent une heure après être rendues. — Si le second jour le malade n'ayant pas été saigné, les urines, un peu troubles, sont très-rouges, il faut, pour tenter de sauver le malade, le saigner à petites doses, également de six heures en six heures, jusqu'à ce que les urines blanchissent et se troublent tout-à-fait une heure après être rendues ; on peut et l'on doit aussi appliquer des sangsues sur le côté douloureux ; mais les sangsues seules ne peuvent pas sauver un homme robuste qui a une vraie pleurésie. Dans tous les cas on applique aussi utilement des sangsues à l'anus et sur la région ombilicale, surtout chez ceux dont l'estomac est malade, lorsque les urines sont blanches ou troubles, on ne doit plus saigner : à cette époque la moiteur vient à la peau, le calme se rétablit et le malade entre en convalescence, qui est d'autant plus longue que l'estomac est plus malade.

N° 3.   *Description du diaphragme.*

Le diaphragme est un muscle ou toile qui sépare la poitrine du ventre, et s'attache au bas des côtes, au sternum et à l'épine dorsale : il est tendineux dans son centre et charnu sur ses bords, ce qui fait qu'en se contractant il se resserre et rapetisse la cavité qu'il influence : en s'abaissant, ainsi contracté, il fait aller du ventre, aide la femme à accoucher, etc. etc, et en s'élevant il aide à chanter, à crier, etc., etc. — Ce muscle, par la mobilité dont il jouit (*mobilité que l'inflammation de l'estomac augmente étonnemment comme on va le voir*) , fait croire très-souvent à des affections organiques ou réelles des poumons , qui ne sont que symptomatiques ; voici comment :

Comme l'estomac est situé au-dessous du diaphragme et lui est en quelque sorte attaché , il fait participer ce muscle à l'inflammation dont il est affecté , de manière que, quand les poumons se gonflent, se dilatent et s'ouvrent pour l'inspiration , ils s'appuient sur le diaphragme , qui, plus sensible alors , se contracte d'autant plus convulsivement que l'estomac est plus enflammé , mouvement d'autant plus sensible aux poumons , que la poitrine est plus étroite d'avant en arrière; car on sait que les poumons se dilatant ou gonflant en rond ou circulairement , sont forcés , en se développant et pour s'agrandir davantage , de s'allonger dans le ventre en raison de l'étroitesse de la poitrine , ce qui fait qu'ils s'appuient davantage sur le diaphragme , qui, se contractant plus ou moins convulsivement en raison de la maladie de l'estomac , force les poumons à se refouler sur eux-mêmes et à se blesser et contendre contre l'épine du dos , les côtes et le sternum , ce qui porte à croire que ces parties sont seules malades et fait qu'on néglige la *cause* principale des maladies (*l'inflammation du pylore*) , pour ne s'occuper que des organes de la respiration et de la voix , qui, continuant à être excités par les mauvaises digestions , la conformation plus ou moins vicieuse de la poitrine et l'exercice plus ou moins fatigant des poumons (*le chant, etc. , etc.*) deviennent réellement malades , ce qui est caractérisé par la perte de la voix plus ou moins prononcée (*aphonie*) , la toux , les douleurs de poitrine , affections que l'on peut prévenir en observant les points essentiels *colonne* C. , et que l'on peut sûrement diminuer et au besoin faire cesser en guérissant l'estomac (*voir n° 1 et la série à laquelle on appartient*) , plutôt que d'user le corps en attaquant les signes seuls de la maladie, comme font la plupart des médecins.

N°4. *Comment la cause générale des maladies occasionne les divers maux de gosier, tels que la grippe, etc., les pertes de voix, les enrouemens, les enchifrenemens, la cholérine, le choléra, la fièvre jaune, la peste, etc.*

Le bol alimentaire ou *chyme*, en fermentant dans l'estomac , laisse échapper des vents et rots plus ou moins brûlans, qui irritent et rendent les glandes du gosier plus sensibles et plus impressionnables , elles s'enflamment et grossissent en raison du contact plus ou moins prolongé d'un air plus ou moins frais, et de la chaleur plus ou moins grande dont ces parties sont pourvues par suite des mauvaises digestions : les ouvertures en sont rétrécies , et la conformation vicieuse de la poitrine , compliquant plus ou moins ces dispositions , surviennent alors les différens maux de gosier (*grippe* , *esquinancie*) . la perte de voix (*aphonie*), les enrouemens , etc. , etc. , affections d'autant plus graves que le sujet est pourvu de plus de vie.

Ce *chyme*, ainsi fermenté, finit par stimuler l'estomac , engourdi par la trop grande stimulation , qui alors se contractant plus ou moins convulsivement , se débarrasse par le CARDIA (*vomissement*), ou par le *pylore* (*diarrhée*) ; le *duodénum* recevant ce *chyme* mal préparé , s'irrite aussi ; la bile , le suc pancréatique coulent plus en abondance pour cette première irritation , et ces sucs augmentant le trouble en raison de leur trop grande quantité , la diarrhée s'ensuit (*cholérine*) ; ces actions augmentant (*choléra*), se doublant et triplant même (*surtout par des vomitifs , des purgatifs et des boissons à la glace, etc. , etc.*) et le duodénum s'enflammant davantage , il y a resserrement du canal cholédoque , et le foie, participant à l'inflammation générale, ne peut plus sécréter la bile qui alors reste dans le sang déjà plus ou moins enflammé par de mauvais *chyles*, l'enflamme de nouveau par sa présence , colore la peau en jaune (*jaunisse*) chez les sujets faibles , (*fièvre jaune , peste , typhus , etc. , etc.*) chez les sujets robustes , tant il est vrai que le suprème degré de l'inflammation amène la faiblesse et l'anéantissement.

On peut empêcher ou prévenir toutes ces maladies par les conseils généraux ou points essentiels à suivre pour être en santé (*colonne C.*), et les diminuer et guérir par un traitement convenable. Voir le traitement général des maladies, n° 1 , et la note suivante.

Un mot sur l'indigestion.

Il y a indigestion toutes les fois qu'il y a vents (*rots ou pets*), borborischèmes (*bruits sonores dans le ventre*), constipation , diarrhée, etc. L'indigestion où l'on vomit les alimens avant qu'ils aient fermenté, n'est rien , exemple les enfans qui vomissent ; dans ce cas la diète sévère et chaude guérit *toujours et promptement*, *le lait de la mère suffit aux enfans.*

L'indigestion, où l'on ne vomit pas, produit des ravages proportionnés à la qualité et à la quantité des alimens, à la force, à l'âge, au tempérament, au sexe, etc., ce qui donne toutes ces variétés de maladies, dont les noms, pour les médecins qui n'attaquent que les signes des maladies, sont aussi nombreux qu'on peut en faire avec les lettres de l'alphabet, tandis qu'en guérissant l'estomac tout cet *infini* se borne là. — Dans l'indigestion, par trop grande réplétion ou par engorgement, il faut tenir constamment un cataplasme bien chaud sur la région de l'estomac, puis boire de l'eau bien tiède, par verrée, toutes les heures sans soif et aussi souvent que la soif le demande; dans les cas extrêmes on doit avoir recours à la pompe pour vider l'estomac.

Lorsque les alimens, après avoir fermenté, sont devenus liquides et sont expulsés par le vomissement et la diarrhée, avec de grands efforts et de grandes coliques, que la fièvre est forte, la peau brûlante, il faut une diète sévère et boire bien chaud et par *grande verrée ;* des sangsues sur l'estomac et à l'anus sont utiles, proportionnant le nombre suivant l'âge, la force et la gravité de la maladie ; des bains entiers, de larges cataplasmes sur le ventre, des lavemens émoliens : une saignée de bras est indispensable pour les gens robustes, les urines rouges autorisent à répéter les émissions sanguines ; blanches on ne doit plus saigner, elles annoncent la convalescence ; dans ce cas la moiteur et le calme l'assurent ; plus on aura agi activement, plus tôt le malade sera rétabli; il le sera plus tôt aussi si le malade appartient à la première série, tandis que, pour la seconde, il faut des mois et avec des précautions, etc. Ainsi de suite et davantage pour les autres séries.

N° 5. *Comment la cause générale des maladies occasionne les fleurs blanches, la stérilité, l'avortement, la fécondité, quelques cas de difficultés d'uriner, la luxation spontanée du fémur, les sciatiques, les hémorroïdes, la chute de l'anus, de la matrice et le cancer de cette partie.*

La vessie, la matrice et le rectum, se trouvant placés dans le petit bassin se gênent réciproquement ; le rectum, si les matières durcies s'y entassent, ou s'il est tendu et gonflé par l'inflammation, gêne la matrice surtout, qui s'enflamme d'autant plus facilement, que le sang qui la nourrit et traverse est plus ou moins, et depuis plus ou moins long-temps enflammé et excité ; la matrice ayant plus de vie, fournira plus de mucus (*fleurs blanches*), ce qui pervertit ou exalte les sensations (*stérilité*) ; ces excitations continuelles occasionnent, déterminent et compliquent toujours la chute et le cancer de la matrice. — À force d'être irrité le rectum perd son élasticité, la membrane interne se replie sur elle-même et s'échappe au-dehors, le spincter de l'anus pince et étrangle cette membrane, les vaisseaux deviennent variqueux et percent plus ou moins promptement et douloureusement (*hémorroïdes*), des végétations se forment et l'anus paralysé, laisse échapper l'intestin, qui sort d'autant plus facilement, qu'il n'est plus soutenu par la graisse que n'a plus la quatrième série. — Les nerfs sciatiques, se trouvant gênés par la présence des matières durcies, finissent par s'enflammer et deviennent douloureux en raison de l'état de gêne qu'ils éprouvent (*sciatiques*), ceux des articulations s'irritent pour la même *cause*, et, trop excités, se paralysent ainsi que les membranes et ligamens (*luxations spontanées des fémurs*). Si l'intestin rempli de matières dures est forcé de pencher sur un côté, il blesse et paralyse le nerf de ce côté, ce qui fait qu'il n'y a que le nerf et les articulations de ce côté qui souffrent.

Les difficultés d'uriner viennent de la même *cause*, parce que la glande prostate, qui enveloppe et entoure la sortie de la vessie, se blessant sur les matières, s'enflamme et se resserre et. empêche l'urine de s'échapper ; les incontinences d'urines, qui sont, parce que la vessie irritée ne peut pas supporter les urines, qui sont d'autant plus âcres et salées que l'estomac est plus malade, et les digestions plus mauvaises. — Les incontinences d'urine, les chutes de matrice et de l'anus n'arrivent qu'aux personnes maigres et affaiblies de la quatrième série, attendu que ces parties, paralysées par une excitation trop long-temps continuée, ont perdu leur ressort, et que la fonte du tissu cellulaire qui remplissait les vides qui existent alors, ne soutient plus ces parties en place.

Les hernies sont aussi plus fréquentes pour ces *causes*, l'obésité (*trop gras*) fournit aussi ces dernières infirmités. Guérir l'estomac *pour toutes ses affections* et infirmités, ayant établi l'équilibre, on guérit promptement la sciatique à l'aide de la *galvano-puncture* (voir n° 31), moyen avec lequel on redonne aussi du ton aux nerfs, membranes et ligamens des articulations dans les luxations spontanées. Les vésicatoires, les moxas ne pouvant pas atteindre le nerf, ne peuvent que soulager.

N° 6.   *Anévrisme du cœur.* (1)

Le cœur, en participant à l'inflammation générale, en est premièrement excité, ses mouvemens sont précipités et plus forts, et comme le sang s'épaissit de plus en plus par l'augmentation de la chaleur, occasionnée et entretenue par les mauvaises digestions, le cœur moins élastique lui-même pour cette raison et forcé de pousser un sang plus épais et qui a plus de peine à passer dans des vaisseaux nécessairement rétrécis par l'inflammation, s'en trouve fatigué, et voici ce qui arrive. — Le cœur est formé de quatre toiles ou membranes, dont les trois plus internes sont peu solides, leurs fibres longitudinales ne sont réunies que par du tissu cellulaire très-serré ; la quatrième ou extérieure est très-élastique et extensible ; mais comme les fibres des trois autres ne sont pas croisés, ils se dilatent et s'ouvrent facilement par les efforts forcés du cœur.

Une fois qu'une membrane est ouverte les autres s'ouvrent promptement et dans le même endroit, résultat de l'affaiblissement dans ce point et parce que la nature y porte plutôt son attention. Il ne reste promptement que la quatrième, qui de suite fait poche et résiste plus ou moins long-temps en raison de la continuation et de la violence de la *cause* et de la forme de la poitrine, et plus encore du point du cœur sur lequel la poche est placée, en donnant sur le côté interne, c'est-à-dire contre le poumon, alors elle peut devenir énorme et occuper une partie de la poitrine, tout en gênant beaucoup la respiration, et résister long-temps, tandis qu'en donnant ou frappant contre les côtes ou l'épine du dos, la peau de la poche s'use promptement, perce, et ici, comme dans toutes les circonstances où cette peau s'ouvre, le malade meurt subitement, suite de l'épanchement du sang dans la poitrine.

---

(1) Il y a plus d'anévrisme qu'on ne pense, surtout ceux qui se trouvent sur le côté interne, ou du côté du poumon. L'oppression est en raison du volume de la poche ; c'est la cause la plus commune de la pousse des chevaux.

On favorise et exaspère cette terrible maladie en se couchant sur le côté gauche, attendu que, dans cette position, les poumons pèsent sur le cœur et le gênent.

Il s'agit de faire cesser la cause générale des maladies, d'autant plus promptement que la poitrine est plus étroite d'avant en arrière, et que la poche frappe plus directement contre un corps dur. — Ici les saignées sont urgentes et indispensables pour établir l'équilibre que l'on peut et doit maintenir à l'aide des précautions d'un régime méthodique, *colonne D*, par des soins minutieux et continués long-temps, la membrane peut se resserrer et s'épaissir à la manière des varices des jambes qui se diminuent et finissent par disparaître par l'absence de la *cause* (*la grossesse*, *l'hydropisie enkystée*), comme aussi des boutons hémorroïdaux se guérissent et disparaissent en guérissant l'estomac : les excès et infractions au régime sont tous comptés et quelquefois meurtriers.

C'est ici le cas d'apprécier combien est précieux le médecin qui empêche les maladies.

N° 7. *Formation de l'apoplexie, de la cataracte, de la goutte sereine, des surdités, etc., des maux de tête ou migraines, des différentes folies.*

A toutes les époques de la vie, les os sont recouverts immédiatement par une peau (*le périoste*), les trous pratiqués dans les os, pour le passage des vaisseaux et des nerfs, etc., en sont aussi tapissés : dans le jeune âge cette peau est plus épaisse que chez le vieillard, chez lequel elle s'est insensiblement ossifiée des trois quarts, de manière à augmenter le volume des os, tout en rétrécissant le diamètre ou la largeur des trous pratiqués dans les os pour le passage des vaisseaux, etc., etc.... On sait que les vaisseaux, qui portent le sang au cerveau, etc.... (*les artères*), ont un mouvement, et que ceux qui le rapportent au cœur (*les veines*) n'en ont point, ce qui fait que les vaisseaux, qui battent, pourront conserver aux trous, dans lesquels ils passent, la largeur ou diamètre nécessaire, en refoulant aux extrémités de ces mêmes trous, les sucs ou substances à ossifier, tandis que les trous des veines se rétrécissent nécessairement et naturellement (*Voici alors ce qui arrive*) : —L'ossification ou durcissement des os est complet à vingt ans, depuis cet âge la réflexion fait porter davantage le sang au cerveau et toujours en raison du degré de maladie de l'estomac, à ce moment aussi le rétrécissement des trous des veines, plus ou moins prononcé ou avancé, empêche le sang de sortir du crâne aussi vite qu'il a entré : alors, depuis ce moment, cet abord du sang et son séjour forcé diminuent plus ou moins l'élasticité des vaisseaux, qui, forcément aussi, deviennent variqueux, de manière à admettre une plus grande quantité de sang, qui, par sa présence, gêne et finit par paralyser, plus ou moins vite et plus ou moins complettement, les organes contenus dans la boîte osseuse, qui, comme on sait, n'est plus élastique à cet âge pour l'action des vaisseaux surtout : ce sont les nerfs qui, comme organes du sentiment, sont les premiers influencés : de là tous ces innombrables signes de maladies, connus sous les noms *mystérieux* de maladies de nerfs, de vapeurs, etc., seuls retranchemens pour les médecins de demi-science qui sont si nombreux.

C'est alors et de cette manière que la cataracte, la goutte sereine, certains cas de surdité, l'épilepsie ainsi que toutes ses variétés, arrivent quand les choses vont lentement, et l'apoplexie quand l'action est plus forte et instantanée, et que surtout les dispositions organiques (*tête n° 3 et 4*) compliquent les autres causes. — Pour prévenir et modifier ces dispositions, il s'agit d'empêcher ou diminuer l'inflammation de l'estomac, etc. ; pour cela, voir les points essentiels au tableau colonne C., et le traitement des maladies, n° 1 de la brochure.

N° 8. *Cause de la goutte, des tumeurs blanches des arti-culations, des différens rhumatismes, des engorge-mens des glandes en général, de celles des seins, du cancer de ces glandes, des carcinomes, chancres et mauvais boutons.*

Le tissu et la texture des membranes des articulations étant très-dense et serré, le sang plus ou moins enflammé y passe plus ou moins difficilement, il en résulte la goutte, les tumeurs blanches des articulations: pour le traitement 1e établir l'équilibre N° 35, 2° dégorger les parties gonflées et douloureuses avec des sangsues, des cataplasmes émoliens, et 3° pour amollir les duretés recouvrir les parties malades avec un emplâtre de ciguë. Cet emplâtre est calmant et résolutif en ce qu'il empêche le contact de l'air, entretient une chaleur convenable qui favorise la circulation du sang et la transpiration insensible d'autant mieux que *la cause* générale est combattue et détruite ; les abcès qui se forment doivent être ouverts largement avec la potasse caustique ; les frictions sèches et avec l'esprit de vin suffi-

BIBLIOTHÈQUE ROYALE

sent pour les rhumatismes ordinaires, surtout quand on guérit l'estomac (*voir l'article de la sciatique*, N° 5.)

Les glandes en général fatiguées par un sang trop épais, s'irritent et s'enflamment, celles des seins deviennent plus facilement malades, en raison de la sensibilité dont elles jouissent par le travail de la sécrétion du lait et son séjour dans leur intérieur, par la pression des vêtemens, des attouchemens imprudens et les coups sur ces parties, qui y sont d'autant plus sensibles qu'elles appuyent sur des corps durs (*les côtes*).

Des engorgemens récents se dissipent à l'aide d'emplâtres de ciguë, de dévigo, etc., si on a établi l'équilibre; mais dans le cas où l'équilibre a été établi, si des glandes des seins anciennes ou nouvelles augmentent et s'exaspèrent, il ne faut pas balancer à opérer et même se hâter afin de conserver le plus de peau possible.

Les glandes et engorgements en général, qui auraient résistées à l'emploi des emplâtres, etc., on les stimule toujours utilement à l'aide de la *galvano-puncture*, N° 28.

Les chancres, carcinomes et mauvais boutons qui communiquent avec l'humidité, soit avec l'œil, le nez, la bouche, etc., doivent être attaqués avec l'instrument, tandis que ceux qui ne communiquent pas avec ces ouvertures se guérissent par les caustiques; le préférable est la poudre de Rousselot, connue aussi sous le nom de poudre arsenicale du frère *Cosme;* pour s'en servir, on la délaye avec de la salive, puis, après avoir fait tomber les croûtes à l'aide d'un emplâtre d'onguent de la mère, on recouvre le chancre d'une couche légère de cette pâte, c'est-à-dire qu'on en salit seulement la surface insistant ou augmentant l'épaisseur sur certains points utiles à détruire, et dont la présence gênerait la cicatrisation : l'inflammation qui se déclare depuis le lendemain est modéré utilement par une diète convenable; cette inflammation diminue le troisième jour; une saignée générale est utile chez les sujets robustes au moment de l'application de la pâte; sitôt l'inflammation appaisée on doit faciliter la sortie de la sérosité ou pus, en ouvrant l'escarre à la partie la plus déclive; on doit même enlever l'escarre par parcelles dans les endroits où il est possible de le faire, cela afin de modérer la désorganisation qu'une trop forte suppuration causerait et qui serait bien nuisible sur certains points, tout en empêchant la cicatrisation. On doit au contraire laisser tomber l'escarre de lui-même, ou des portions d'escarre sur les parties utiles à détruire.

L'escarre tombée, on panse la plaie comme une plaie ou ulcère simple, dont on coupe au besoin les bords, N° 21.

Les quintes de toux, les efforts que l'on fait pour aller du ventre en faisant monter le sang à la figure, gênent la cicatrice qui peut se rompre; le rire, le chant, l'éternument et les cris font du mal aussi : ceci mérite considération pour les opérations à la tête.

N° 9. *Comment la cause principale et toujours accidentelle des maladies occasionne la chute des cheveux (alopécie); leur changement subit (canitie); la teigne, les érysipèles, les dartres, la couperose ou boutons à la figure, et les différentes éruptions cutanées.*

Comme le grain du sang se gonfle et grossit en s'enflammant (*ce qui s'annonce par un pouls plus vite et une augmentation de chaleur à la peau*), il fatigue nécessairement les parties qu'il traverse et pénètre pour les nourrir et réparer : les bulbes, oignons ou racines des cheveux logés dans le cuir chevelu se trouvent fatigués par l'abord dans cette partie de ce sang enflammé : une digestion pénible enflammant le sang tout-à-coup et le faisant porter au cerveau (*ce qui s'explique par le rapport de la tête et de l'estomac*), cette action subite, jointe à des imprudences extérieures (*un froid humide sur la tête*), fait changer les cheveux tout-à-coup, et qui ne tomberont pas si cette cause est passagère, ou qui tomberont au besoin sans changer si l'on ne fait pas cesser la cause première. — Pour arrêter la chute des cheveux, il faut régulariser la digestion en guérissant l'estomac : pour cela voir le traitement général de la *cause* des maladies n° 1, et faire ce qui est indiqué pour la série à laquelle on appartient, et puis, comme l'humidité donne prise à l'air, ne pas se laver la tête et avoir soin de l'essuyer quand elle est mouillée de sueur. Quand la tête est trop couverte cela excite une chaleur qui contraste trop avec l'air lorsqu'on est obligé de se découvrir : toutes les graisses sont nuisibles, parce qu'elles bouchent les pores de la peau ; il en résulte une augmentation de chaleur déjà trop forte pour la partie : les chapeaux de paille doivent être doublés, ne serait-ce qu'avec du papier, car autrement l'air se rarifiant en traversant les vides qui se trouvent entre les brins de paille, il en résulte un contraste qui supprime la transpiration insensible du cuir chevelu ; on doit se peigner pour enlever la crasse, mais avec un peigne clair qui tiraille un peu et utilement les cheveux sans les arracher (*exemple les arbres agités par les vents*).

La teigne se forme et est entretenue de la même manière que la chute des cheveux ; ainsi après avoir établi l'équilibre (*colonne B*), on fait tomber les croûtes en graissant avec de l'huile d'olive ou de noix, ou à l'aide d'un cataplasme de mie de pain ; puis, après avoir rasé la tête, on graisse seulement les taches rouges avec le liniment suivant : ammoniaque liquide ou alkali volatil une once, huile trois onces, et une demi-livre d'eau, on mélange d'abord l'huile et l'ammoniaque dans une bouteille, on agite pendant deux minutes, après quoi on ajoute l'eau en dix à douze fois, ayant soin d'agiter fortement la boutcille chaque fois, cette dose peut suffire pour les cas les plus graves ; il faut calculer la sensibilité du malade, s'il souffre, on ajoute de l'huile et, au besoin, on ne s'en sert que tous les deux jours, et même l'on suspend s'il survient un peu trop de chaleur à la tête, on recouvre les parties graissées avec un emplâtre d'onguent de la mère, le même peut durer plusieurs jours ; il faut graisser, dans l'intervalle des pansemens, avec de l'huile ordinaire pour empêcher les croûtes ou pour faciliter leur chute : on doit raser les cheveux de temps en temps. — Les glandes du cou qui toujours se developpent et accompagnent la teigne doivent être couvertes depuis le commencement du traitement avec l'emplâtre *de devigo cum mercurio*, et porter nuit et jour une cravate. La couleur du cuir chevelu devenant naturelle et les glandes du cou disparaissant, on peut compter sur la guérison : on doit pendant long-temps continuer à graisser légèrement la tête, pour solider la guérison, et surtout soigner l'estomac d'après la série à laquelle on appartient.

Pour les érysipèles se conduire en raison de la série et établir l'équilibre, la saignée générale est le premier moyen si la force le demande et le permet, la diète dans tous les cas, être dans une chambre chaude, ne pas mouiller la partie et la priver du contact de l'air. — Pour la couperose, soigner son estomac, ne jamais mouiller la peau ou le moins possible, puis la graisser légèrement avec du suif afin de l'assouplir et la garantir un peu du contact de l'air, s'en servir surtout quand on doit être exposé à son influence.

Pour les dartres un peu considérables, après avoir établi

l'équilibre (*n°* 35), faire tomber les croûtes avec un cataplasme, et quelquefois dégorger la partie avec les sangsues, et la recouvrir avec un emplâtre d'onguent de la mère, emplâtre qui nettoie parfaitement et purge les parties des sérosités qui les gorgent depuis plus ou moins long-temps ; on charge plus ou moins l'emplâtre ; on finit même par ne mettre qu'un linge graissé avec du suif qu'on doit continuer long-temps, ou tout au moins graisser avec du suif pour assouplir la peau. Pour toutes les éruptions qui dépendent de trop de vie ou de la maladie de l'estomac, tels que les engelures, gale spontanée, etc., (*il faut établir l'équilibre, n° 35*) ne pas laver les parties malades, les garantir le plus possible du contact de l'air, et graisser avec du suif, sont les précautions essentielles et de rigueur pour guérir et maintenir guéri.

Pour la gâle spontanée ou accidentelle, établir l'équilibre, puis se graisser pendant huit jours avec de la pommade citrine, trois onces pour un homme fort, proportionnant la dose en raison de l'âge et de la force, etc. On graisse seulement sous les pieds, entre les orteils, un peu sur le devant de la jambe, aux creux des jarrets et des bras ; c'est le soir de préférence, parce que la chaleur du lit favorise l'absorption du remède : on prend un bain à la fin du traitement, ce que les gens pourvus de beaucoup de vie peuvent faire impunément et même utilement avant et après : les femmes grosses peuvent impunément se frictionner et se guérir sûrement, si elles ont soin d'établir l'équilibre.

Pour les abcès en général, tout en cherchant à établir l'équilibre, on ouvre ceux qui en ont besoin ; un signe de maturité est l'absence de la grande inflammation qui se concentre autour du foyer purulent. La potasse caustique est le meilleur moyen d'ouvrir. — Calculer la position la plus déclive. (*Voir article loupe, n° 13*).

N° 10. *De la grossesse, de l'avortement ou fausse couche, de l'accouchement, de l'allaitement, et, indépendemment des autres moyens, on peut, par les urines, reconnaître l'état de grossesse.*

Sans être une maladie, la grossesse est plus ou moins fatigante, et toujours en raison de la série à laquelle la femme appartient. Les femmes grosses de la troisième série doivent suivre un régime bien régulier, évitant tout ce qui épuise, afin de ménager leurs forces pour pouvoir accoucher avec le moins d'accidents possibles (*combien sont sots et imprudens les médecins qui conseillent aux femmes ainsi épuisées de faire des enfans pour se guérir*).

Celles de la quatrième succombent presque toutes en accouchant ou des suites de couches; les femmes de la première et deuxième séries peuvent impunément nourrir comme elles peuvent impunément et même utilement ne pas le faire: le travail que la nature emploie pour la sécrétion du lait, fait que la femme est toujours en fièvre, ce qui l'épuise et la flétrit, surtout celle qui n'a que la vie nécessaire et qui, dans ce cas, est à comparer à un charbon ardent qui s'use d'autant plus vite qu'il est soufflé plus constamment; aussi celles de la troisième et surtout de la quatrième série, qui ont à peine la vie nécessaire, doivent éviter de nourrir et surtout de devenir mère.

Les femmes de la première et deuxième séries doivent se faire saigner pendant la grossesse, ou tout au moins au moment de l'accouchement, pendant le travail même, et au besoin laisser saigner le cordon; ce dégorgement fait que dans ce cas la fièvre de lait est moins considérable et que la matrice revient mieux sur elle-même, et qu'enfin tout rentre plus facilement dans l'ordre (*ces précautions sont encore plus de rigueur pour les femmes qui ne nourrissent pas*). Un point bien important pour les nouvelles accouchées est le repos de la huitaine, plutôt couchées qu'assises, la position horizontale fait que les intestins ainsi que les autres organes qui avaient en quelque sorte perdu leur droit de domicile, puissent se replacer avec le moins de secousse possible, et se remettre du bouleversement subit qu'ils éprouvent par la disparution de l'enfant et les contractions de la matrice pour cet effet. L'oubli de ces précautions amène des infirmités. Les nouvelles accouchées doivent éviter le rhume, car les quintes de toux peuvent faire naître des accidens ou les exaspérer. Le *placenta* ou délivrance (*espèce d'éponge*) est collé à la matrice à l'aide de vaisseaux qui sont si nombreux qu'il fait en quelque sorte corps avec elle, et c'est plutôt par déchirement que par décollement que la séparation a lieu. Aussi, après l'accouchement, si la matrice reste large et ne se contracte pas, les vaisseaux qui unissaient le placenta à la matrice, restent ouverts à la manière d'une plaie dans la main qui se resserre en fermant cette partie.

Ces vaisseaux ouverts peuvent laisser échapper assez de

sang pour faire mourir la femme dans une demi-heure ; l'essentiel est donc de faire contracter la matrice; des frictions avec la main sur la région de cette partie suffisent la plupart du temps : plus elle se durcit et mieux cela vaut, ne pas craindre d'employer les compresses froides pour obtenir cet effet qui assure la santé de la femme. Dans les cas extrêmes, sortir habilement les caillots avec la main, faire des injections avec un mélange d'eau froide et d'un quart de vinaigre, sans négliger les frictions et les compresses froides sur le ventre, *le tamponnement ne signifie rien.*

Pour agir avec plus de précision, plutôt on délivre la femme est meilleur ; si la matrice en se resserrant ne se contracte pas assez, les vaisseaux qui unissaient le placenta à la matrice fournissent plus ou moins de sang qui se caille dans la matrice, d'où il ne sort qu'après avoir fermenté et s'être pourri, ce qui fournit ces lochies, ces écoulemens qui durent quelquefois des mois entiers, ce qui affaiblit le ressort de la matrice et dispose aux obstructions, squirrhe, cancer et chute de la matrice.

La matrice étant placée au-dessous de la vessie, doit, au moment du travail de la conception, impressionner cet organe qu'il touche immédiatement. Ce travail fait que les urines sont un peu laiteuses, mais ne se tranchant pas comme dans les crises des maladies aiguës. Les vomissemens annoncent aussi que l'astomac en est fatigué, c'est également un signe de grossesse. Les matières dures qui séjournent dans le rectum blessent et irritent la matrice, ce qui détermine l'avortement. *Voir la cause de la stérilité, de la trop grande fécondité, etc., n.* 5. L'implantation du placenta dans le voisinage du col de la matrice est aussi une cause de l'avortement. En se dilatant, ce trou perd ses rapports avec le placenta, des pertes en sont la suite ; on ne peut guère éviter l'avortement, on le retarde, et on peut l'empêcher en établissant et maintenant l'*équilibre n°* 35.

N° 11. *De l'enfance, de l'âge de puberté, de l'âge critique et de la vieillesse.*

Il y a des enfants qui, en naissant, sont violets de santé ; il conviendrait de laisser saigner un peu le cordon, afin de prévenir un assoupissement, qui, autrement, dispose aux maladies violentes : sans cette précaution, les enfans qui sont dans ce cas, restent trois à quatre jours presque sans mouvement et sans vouloir rien prendre, espèce de diète qui les sauve si on leur donne seulement à boire et surtout bien chaud. Quelquefois il leur reste une jaunisse qui dure une dixaine de jours, et qui se termine par la mort si on leur donne à boire froid ou à manger. La sortie de quelques cuillerées de sang du cordon aurait de suite établi l'équilibre et prévenu cette terminaison qu'on peut changer (*voir traitement des maladies n° 1, page 1*).

L'estomac d'un enfant qui vient de naître est bien tendre et bien délicat; si on lui donne à boire froid et même à manger, s'il ne succombe pas l'irrégularité de sa santé date de ce moment; ici commence l'*infini*, que les précautions citées plus haut peuvent sûrement prévenir ou faire avorter.

Si, à l'époque des règles comme pour l'époque critique, l'équilibre n° 35 existe, tout se passera régulièrement; il est bien essentiel ici, comme dans toutes les époques de la vie, et pour tous les sexes, d'obtenir cet équilibre et de le maintenir.

Combien sont imprudens les médecins et les parens qui, par des remèdes incendiaires, etc., et sans s'occuper de la *cause* des maladies, veulent forcer la nature à donner le sang des règles chez des êtres qui n'ont que la moitié de la vie nécessaire; *autant vaudrait chercher à faire sortir du sang d'une pierre.*

L'enfant qui vomit, a l'estomac un peu irrité, ce qui fait qu'il a plus d'appétit (*voir n° 1, traitement des maladies, 1ʳᵉ série*). Très-souvent cette légère irritation devient plus intense; en devenant chronique elle amène l'étisie précédée du cortége de toutes les maladies de l'enfance : régulariser les repas, boire chaud et appliquer quelques sangsues sur l'estomac et à l'anus pour ceux pourvus de beaucoup de vie. Se régler d'après la couleur des urines, ne pas laver les enfans (*voir bains froids, n° 26*), sont les seules précautions à suivre. Quelquefois le vomissement chez les enfans qui tètent diminue et cesse, parce que le lait de la mère diminue et que l'enfant en croissant a besoin de la quantité qui reste : dans ce cas on peut se dispenser de faire des remèdes, et en attendant cet équilibre, la mère doit suivre un régime plus aqueux.

Si, depuis sa naissance, l'homme était soigné physiologiquement, il ne serait jamais malade, pourrait vivre 120 ans et ne pas connaître les infirmités.

Beaucoup de vieillards périssent victimes des erreurs que la crédulité de l'âge accrédite encore, la plupart se tuent en mangeant trop ; ils doivent penser qu'un peu, bien digéré, nourrit, et que leur corps diminue plutôt qu'il n'augmente, et qu'il vaut mieux entretenir la vie que de l'user trop ; car en l'usant ainsi, les infirmités sont plus fatigantes. Ils doivent aussi penser que le mouvement péristaltique ou continuel des intestins, même pendant le sommeil (*temps de repos pour les membres*), fait que ces organes sont plus tôt usés et paralysés. De là cette difficulté d'aller du ventre, qui fatigue et incommode tant et presque tous les vieillards (*abus des lavemens, colonne A, lettre H, rectum.*). Se soigner d'après la série à laquelle on appartient, n° 1.

N° 12. *De l'Obésité (trop gras.)*

Des saignées générales, copieuses, de bras ou de pied, tendent à établir l'équilibre et soulagent promptement dans l'obésité. Des sangsues à l'anus, pour le même motif, peuvent aussi être employées pour ceux qui redoutent les saignées.

Pour prévenir, comme pour diminuer l'obésité, il ne faut pas manger de potages, ne pas boire en mangeant, ou le moins possible, afin que la nature s'épuise, en fournissant de la salive pour remplacer les liquides qu'on aurait pu boire.

Choisir les substances difficiles à mâcher, comme les tendons, les membranes, les cartilages, etc., pour la mastication desquels les mâchoires font de grands efforts qui agissant sur les glandes salivaires, à la manière d'un pressoir, en font sortir forcément de la salive ; cette quantité de salive est proportionnée à la plus ou moins grande pression, et en raison que cette action est plus ou moins répétée et continuée long-temps, l'épuisement est en conséquence : en parlant beaucoup, la salive coule, ce qui épuise le corps et contrarie la digestion en la troublant. La contraction forcée du diaphragme par la parole et la voix le fatiguent aussi. On peut donc beaucoup parler et chanter. (*Voir description du diaphragme, n. 3*).

Ne pas craindre de rester le plus long-temps possible sans manger, insister sur les choses venteuses, qui ne nourrissent guère et trompent l'appétit.

Chercher à troubler la digestion, en prenant quelque chose dans l'intervalle des repas ; les personnes qui fument peuvent le faire à tout propos ; comme aussi on peut uti-

lement et constamment sucer quelque chose ; boire un verre
d'eau fraîche le matin à jeun ; boire des liqueurs fortes ,
si on les aime ; boire du vin sans manger ; le boire insensiblement ou par quart de verre, et faire, du reste , tout
l'opposé de ce qui est dit colonne C. Ici les purgatifs
drastiques, comme la médecine *Le Roi*, le sirop de *Guillé*
peuvent aider la diminution du corps , en fatigant
l'estomac.

On peut répéter la saignée et les sangsues , faire le plus
d'exercice possible : une fois diminué d'un tiers, on doit
s'observer avec modération , comme il est dit colonne C.

N° 13. *Des loupes enkystées, des hydropisies enkystées de
l'abdomen ou du ventre, de l'ovaire, etc., etc., des
hydrocels, des abcès par congestion, de ceux du foie,
de ceux voisins des articulations, etc., etc.*

Les loupes, les hydropisies et les hydrocels se forment
de la même manière, je les attaque avec la même substance
(la potasse caustique). Le grand point est de détruire le kyste
ou sac ou d'en faire coller les bords.

Dans quelque partie que soient situées les loupes qui contiennent du liquide, appelé *méliceris*, parce qu'il ressemble à
du miel , ou *steatome (espèce de suif)*, on peut les guérir avec
la potasse caustique. Il s'agit de l'appliquer sur l'endroit le
plus déclive et d'enlever une quantité de peau suffisante ;
la suppuration détruit le restant du kyste qu'il est quelquefois bien facile d'enlever, et sans douleur, ce qui hâte de
beaucoup la guérison. Les trois quarts et demi des loupes
qui viennent à la tête contiennent du liquide, cependant
quelques-unes de celles qui viennent à la nuque sont
charnues , et, dans cette circonstance comme pour toutes
celles de cette nature, il faut l'instrument pour les enlever
et les guérir.

Les hydropisies enkystées du ventre ou de l'ovaire ainsi
que l'hydrocel s'attaquent également avec de la potasse
caustique; pour l'hydrocel, c'est à la pointe que je fais
mon application, une seule suffit ; après cinq à six heures ,
j'ouvre l'escarre qui doit avoir un pouce environ de diamètre, le liquide sort plus ou moins vite, et l'escarre en
tombant laisse une plaie qui ne se guérit que quand
le sac est recollé, on entretient l'ouverture à l'aide d'un
bourdonnet de charpie graissé avec du cérat ; le repos est
utile, et un suspensoir indispensable et porté long-temps

après la guérison ; s'il restait un peu d'engorgement on recouvre les bourses avec un emplâtre de ciguë ou de dévigo.

Pour les hydropisies enkystées du ventre et de l'ovaire,
on applique la potasse un peu plus bas que pour la ponc-
tion ; cela pour favoriser l'écoulement du liquide. L'escarre
se forme par deux applications faites de six heures en six
heures ; la première doit former une escarre de trois pouces
de longueur, sur environ un de largeur, et pénétrer de
deux ou trois lignes : après six heures , on fend le
premier escarre au milieu, et dans le sens de sa longueur,
sur un pouce de longueur aussi, en fonçant principalement
dans le milieu, finissant à rien sur les extrémités de cette
fente. On doit foncer insensiblement jusqu'à la sensibilité,
puis ensuite introduire un seul grain de potasse que l'on a
pour cette raison plus de facilité à assujettir, ce qui se fait
à l'aide de charpie rapée, maintenue par un large emplâtre
de diachylon, soutenu lui-même par un bandage de corps.
A volonté, après six heures , on peut ouvrir l'escarre : je le
fais de préférence avec le trois-quarts, attendu qu'il doit y
avoir une canule en place et à demeure pendant environ
une quinzaine; l'écoulement du liquide devant en régler le
séjour en raison de la diminution du ventre. Cette canule
est pour empêcher l'infiltration du liquide entre les membranes, qui toutes déjà sont réunies par la formation de
l'escarre ; réunion qu'il est assez essentiel de maintenir par
un repos absolu, surtout pendant la première huitaine ;
on doit rester penché sur le côté de l'ouverture jusqu'à
l'entière guérison, pour laquelle un mois au plus suffit.
Comme il faut que la canule du trois-quarts reste en place
une quinzaine de jours, son chapiteau doit être large et
plat. On peut au besoin se servir d'une canule en gomme
élastique, et même en bois, comme celles pour lavement.
On doit porter un bandage de corps long-temps après la
guérison. Ici , comme pour l'hydrocel, l'estomac demande
considération avant, pendant et après. Avant l'opération ,
la saignée, pour établir l'équilibre, est employée quelquefois
et toujours les sangsues à l'anus.

Il y a des hydropisies qui se guérissent quelquefois de
la manière suivante : au début le kyste peut être situé sur
l'intestin, de manière à faire corps avec lui : ce contact
immédiat le gêne et le fatigue, à mesure que le kyste
augmente, de manière à l'user ou forcer la séparation de
ses fibres et permettre au kyste de faire hernie dans son
intérieur, où il finit par percer et donne issue au liquide

qu'il contient. La position de cette ouverture peut retarder la guérison ; mais le mouvement péristaltique des intestins et les contractions du diaphragme et des muscles du bas-ventre change à chaque instant la position de cette ouver-ture ; d'ailleurs le sac en se rapetissant contribue aussi à empêcher la stagnation du liquide.

L'action des drastiques, peut, en forçant la contraction des anneaux musculo-tendineux des intestins, amener la rupture de cet organe : je l'ai vu deux fois pour l'hydropisie de l'ovaire, et trois à quatre fois pour celle du ventre.

L'application de la potasse sur les abcès par congestion hâte la fonte du pus et en change la nature ; on ne doit pas balancer à faire cette application aussitôt que le pus se manifeste ; les abcès au foie ne doivent pas s'ouvrir d'une autre manière, et comme les ouvertures que l'on fait avec le bistouri aux dépôts ou abcès qui arrivent dans le voisi-nage des articulations, se ferment promptement, pour se rouvrir dans plusieurs endroits et intéresser l'articulation : il faut aussi la potasse caustique pour ces affections.

Nº 14. *Des fractures et luxations en général, de celle accidentelle de la hanche, spontanée de cette partie.*

Les fractures et luxations sont si variées et compliquées, qu'il est impossible d'indiquer dans un ouvrage aussi peu volumineux, les précautions à prendre et la marche à sui-vre ; l'essentiel est de s'adresser à un chirurgien adroit.

Un point non moins important pour tous les cas est de soigner l'estomac, seul moyen d'empêcher les complica-tions (*voir au traitement des maladies en général, nº 1, la série à laquelle on appartient*).

En général, les médecins et chirurgiens serrent trop leurs appareils et bandages ; pour porter utilement un bras en écharpe il faut que le petit doigt soit au niveau du nombril.

Luxation accidentelle de la hanche.

Le hasard m'a conduit à faire l'observation suivante :

Me trouvant à quatre lieues de chez moi, près d'un ma-lade que je voyais tous les deux jours, on m'apporte, dans son berceau, un enfant de deux ans, dont depuis quelques jours on ne pouvait toucher aucun point de l'extrémité in-férieure gauche, sans exciter des pleurs et des cris.

Un examen trop superficiel et l'embonpoint du petit ma-

lade joint au manque de raison, etc., je supposai une fracture, soit de la jambe ou de la cuisse (1).

J'étais forcé de m'en retourner, appréhendant la nuit,
vu que j'avais à un quart de lieue de mon endroit une rivière
à traverser et sur le bord de laquelle m'attendait avec une
frêle embarcation un passager peu complaisant, vrai per-
sonnage d'eau. C'était en janvier, et ce jour touchait à son
déclin.

Ainsi pressé j'appliquai un bandage roulé pour faire voir
au père que je m'occupais de son enfant, et pour empêcher le froissement des exquilles de la fracture supposée ;
l'enfant, ainsi pansé, fut replacé dans son berceau, et il fut
convenu que le lendemain matin j'irais le voir. Mais quelle
fut ma surprise, lorsqu'au moment de mon départ, je vis
arriver le père m'annonçant que son enfant était guéri, et
qu'il marchait sans douleur.

Surpris d'un changement si inattendu, je voulais voir
l'enfant, qui, effectivement, ne souffrait plus; je conseillai
de le tenir couché, et lui appliquai encore le bandage
roulé, pour prévenir une nouvelle luxation; car c'était une
luxation qui s'était replacée, attendu que j'avais paralysé
les muscles de la cuisse par mon bandage roulé.

Deux fois je me suis servi de ce moyen pour m'aider à
réduire des luxations de la cuisse.

Je m'en suis servi aussi pour une luxation incomplette
du genou, et plusieurs fois je m'en suis aidé dans les luxations spontanées de la hanche, en exerçant une traction
convenable et soignant l'estomac, cause de cet accident.

Ce moyen peut s'utiliser pour les chevaux, etc.

N° 15. *Maux d'yeux extérieurs.*

Les yeux, comme les oreilles, la bouche, le nez, etc.,
ont leur mucus (*les larmes*) pour empêcher le collement
du globe de l'œil ; tout ce qui enflamme cet organe augmente la quantité du fluide qui le baigne, ce qui contrarie
la vision ; si on lave les yeux, même avec de l'eau pure
ou de la salive, il y a un certain travail qui fait que la

---

(1) J'ai connu, dans mon pays, un malheureux qui, par l'impéritie
d'un officier de santé, est resté estropié à la suite d'une luxation de la
hanche. Pendant trois mois il a gémi sur un lit, ayant sur la jambe où
l'on supposait une fracture, un bandage à *Scultet*. Après avoir souffert
cruellement il a succombé deux ans après son accident.

chaleur est augmentée, et que l'air, ayant plus de prise, blesse toujours en raison de sa fraîcheur : l'eau chaude devient nuisible également, parce qu'en ouvrant les pores le froid fait un contraste d'autant plus grand, qu'il y a un plus grand développement de chaleur, que l'air est plus frais et l'impression plus ou moins long-temps prolongée. — Si on lave les yeux avec une eau astringente on resserre les points lacrymaux, ce qui fait que les larmes ne sont plus absorbées, et qu'alors il y a obstruction de ces points ou trous lacrymaux, et ensuite du canal nasal, ce qui détermine la fistule lacrymale, (*ces trous sont placés aux angles près du nez, sur le bord des paupières*). L'on y remarque de petits renflemens, au milieu desquels se trouvent les trous qui sont à l'œil ce qu'une écluse est à un réservoir.

Une eau calmante, la belladone, un gros d'extrait de cette substance dans une once d'eau, devient utile employée seulement le soir, au moment de se coucher, et quand on ne doit plus recevoir l'impression de l'air frais : n'en mettre qu'une goutte dans chaque œil malade, les garantir de l'air, et graisser aussi avec du suif les paupières, mais bien légèrement ; ce suif sert à empêcher le durcissement des sucs, qui, se desséchant, deviennent corps étrangers, blessent et perpétuent le mal. Cette graisse, tout en empêchant la formation des croûtes, facilite leur chute, garantit aussi du contact de l'air : le suif est préférable en ce qu'il ne se fond pas trop, même en été, et que la chaleur du corps en hiver suffit pour l'amollir et le tenir collé. — Dans une inflammation ancienne des paupières devenues rouges, on saigne utilement ces mêmes paupières avec une pointe de lancette, on les tient un peu renversées pour cette opération, ayant soin de ménager les points lacrymaux : tous les collyres sont nuisibles et d'autant plus, qu'ils resserrent ces mêmes points lacrymaux. — Les saignées de pieds sont utiles, et même indispensables, dans les cas graves et surtout chez les sujets robustes. Ici l'estomac mérite doublement considération en raison de son action sur la tête ; les sujets dont l'estomac est malade, doivent s'appliquer des sangsues sur la région ombilicale et à l'anus dans les cas graves ; la diète est de rigueur et utile dans tous les cas. Les plaies de la cornée se guérissent le plus souvent par le régime et la diète, quand l'équilibre est établi, ce qu'annoncent des urines blanches, on les touche utilement avec la pierre infernale. — Dans quelques cas que ce soit, on doit couvrir

les yeux malades , ne les mouiller qu'avec la belladone
quand on ne va plus à l'air : il faut des rideaux au lit. Quand
des cils se renversent et entrent dans les yeux on doit les
arracher. Il ne faut pas attendre trop long-temps de porter
des lunettes, elles soulagent les yeux , comme les voitures
soulagent et ménagent les jambes.

N° 16. *Des maladies vénériennes ou syphilitiques , de leurs variétés et complications, et moyen unique dans l'univers pour terminer les écoulemens chroniques.*

L'uréthrite ou chaude-pisse est le plus souvent la mère
de la vérole, car les trois quarts des accidents vénériens
sont la suite de cette maladie négligée ou contrariée, la
mauvaise conformation des parties surtout centuple les
accidents (*je veux parler des hommes dont le gland ne
découvre pas*) ; aussi , dans ce cas , doit-on agir plus activement et chercher à faire avorter la maladie en établissant
promptement l'équilibre n° 35. Tout en agissant localement par des sangsues , des cataplasmes, des bains locaux
et, dans certains cas, par l'opération du phimosis.

C'est ici le cas de penser que le mal fait le mal , et
qu'avec les complications commence *l'infini.*

Pour une chaude-pisse, dont tous les symptômes disparaissent entièrement dans 15 à 20 jours , soit à l'aide de la
saignée, du copahu, etc, ou d'un simple régime diététique
n° 34, on peut se dispenser de prendre du mercure.

Mais dans tous les autres cas (*vrai protée*) tels que chancres récens ou anciens, bubons sur quelque point que ce
soit, pustules, végétations, douleurs ostéocopes, exos-
toses , etc., il faut, pour aider à les guérir sûrement, le
mercure à l'intérieur , mais employé avec les précautions
mentionnées plus bas, précautions que l'expérience nous a
suggérées et fait apprécier (1).

Lorsque l'équilibre est établi, et non avant , on doit faire
usage du copahu pour la chaude-pisse, les capsules de
M. *Mottes* offrent le moyen de les avaler sans sentir la

---

(1) Les personnes qui croient s'être guéries sans mercure et seulement par des sudorifiques , se trompent , le régime auquel elles se
sont assujetties en faisant usage *de ces prétendus dépuratifs du sang* est
seul *la cause* de la diminution ou disparution des symptômes visibles;
du reste, sans mercure il n'y a pas de vraie guérison : l'essentiel est
de le prendre utilement comme il est dit plus bas.

saveur désagréable de cette substance ; on en prend deux
le matin, deux à midi, et deux le soir, une heure avant
ou deux heures après le repas : on peut, voulant agir plus
activement, doubler et même tripler la dose, il suffit pour
les avaler de les mettre dans une cuillerée d'eau ou de
bouillon, ayant soin de boire pardessus chaque dose un
verre d'eau tiède, cela afin de faciliter la dissolution des
capsules et la digestion du copahu dans l'estomac, où il
est bien essentiel qu'elles se fassent, car autrement, si c'est
dans les secondes voies qu'elles se fondent ou dissolvent,
elles purgent, irritent et ne produisent pas l'effet désiré :
il faut même, pour en aider sûrement la digestion dans
l'estomac, se tenir couché ou panché sur le côté gauche
pendant une demi-heure, cela de suite après les avoir ava-
lées ; plus on boit chaud, mieux elles se digèrent.

Comme le canal de l'urètre chez la femme est court (*un
pouce*) et est très-large, il y a peu d'accidents, très-souvent
elles gardent une chaude-pisse sans se croire malades, il y
en a même qui l'ont une partie de leur vie attribuant tout
aux fleurs blanches (*combien ces femmes sont dangereuses*) ; le
linge sale et taché et l'odeur infecte des parties décèlent la
maladie, affection que l'on ne peut pas reconnaître au début, attendu que les parties se trouvent avant l'écoulement
dans un état d'irritation et de désséchement qui peut avoir
des causes bien différentes, telles que des attouchemens,
quelques bains des lotions avec des eaux astringentes, etc.
Ce n'est qu'après quatre à cinq jours qu'on peut s'assurer
de l'état d'une femme suspecte.

Si des chancres et des bubons accompagnent la chaude-
pisse on doit panser les chancres avec un peu de cérat
frais, les recouvrir de cataplasmes émolients, où l'on ajoute
utilement un peu d'huile d'olive ; on emploie la charpie si
la surface du chancre est blanche, devant appliquer des
sangsues sur ces plaies mêmes si l'inflammation locale
ne céde pas aux autres moyens locaux ayant surtout établi
l'équilibre n° 35 (1). La piqûre des sangsues est moins dou-

---

(1) L'érection en faisant porter le sang dans la verge, retarde la
cicatrisation des ulcères, toute pression, tout frottement des vêtemens
contrarie aussi, quand on veut marcher il faut bien assujettir les
topiques surtout les personnes qui ont le gland à découvert ; la marche et la station nuisent également.

Le froid contrarie toutes les maladies, mais principalement les

loureuse sur la surface ulcérée du chancre qu'ailleurs; les bubons sont recouverts avec un emplâtre de ciguë ou de dévigo , etc. ; le repos est très-essentiel : on doit, dans les cas de chaude-pisse accompagnée de chancres , etc, se dispenser de prendre du copahu, l'équilibre nécessaire à la disparution du chancre, etc , équilibre qu'on est obligé de maintenir par un régime et le repos diététique. suffit pour terminer la chaude-pisse, autrement le copahu échauffe et fait du mal.

Le suspensoir est bien essentiel. car, dans les cas graves, si l'on ne soutient pas les testicules, la secousse que ces parties peuvent éprouver les irritent , ils s'enflamment et deviennent l'émonctoire de la chaude-pisse, qu'on appelle *chaude-pisse tombée dans les bourses,* car effectivement l'écoulement cesse lorsque l'inflammation d'un ou de deux testicules arrive ; dans l'occasion il faut promptement chercher à diminuer et faire cesser cet engorgement, toujours douloureux et fatigant, et qui amènerait des accidens très-graves si l'on n'agit pas avec la saignée générale pour établir l'équilibre, et localement par des sangsues, des cataplasmes. S'il reste de la dureté ou engorgement, etc., il faut envelopper les bourses avec un emplâtre de ciguë ou de dévigo et porter long-temps un suspensoir.

Si du pus se manifeste dans un bubon il ne faut l'ouvrir qu'avec la potasse caustique et ne le faire que quand la peau est bien amincie , autrement il survient une grande inflammation bien longue à se dissiper, etc. Pour les chancres et bubons qui les accompagnent, le repos est bien nécessaire ainsi que l'équilibre (*voir n° 35*), surtout chez les gens robustes qui ont déjà eu du mal.

Le mercure est le seul moyen de guérir complettement et sûrement les maladies vénériennes sous quelque forme qu'elles se présentent ; ainsi, tout en cherchant à établir l'équilibre et guérir l'estomac s'il est malade, on agit localement suivant les circonstances, c'est-à-dire on panse les chancres, on cherche à résoudre les bubons et les engor-

affections vénériennes : autant que possible se tenir dans un atmosphère régulièrement chaud, surtout si on est faible : ne pas passer trop brusquement du repos qu'a nécessité une maladie grave , à un exercice fatigant , non plus de la diète à un régime trop nourrissant ; et par conséquent échauffant : les accidens vénériens se renouvellent facilement dans ces cas,

gemens à l'aide de sangsues , cataplasmes , emplâtres ,
bains , etc. , on tond dans le besoin les bords amincis et
longs , se conduisant du reste comme pour les ulcères ordinaires (n. 21) , on ne les lave pas non plus que les autres
plaies on les essuie sans les irriter , mettre de la charpie
dans les enfoncemens pour les applanir , et empêcher les
brides dans les cicatrices, surtout pour les chancres situés
à la racine et rainure du gland; le cérat simple et frais
est le seul onguent dont on doit se servir; on coupe
les choux-fleurs, ragades, condilomes, etc. On cautérise
(*les petits*) avec de la pierre infernale, on prend des bains
très-chauds pour les pustules. Sitôt l'équilibre établi et
jamais avant, on prend le mercure à l'intérieur, *la liqueur*
Van-Wiéten qui se trouve toute préparée chez certains
pharmaciens, et qui contient par once un demi grain de
sel mercuriel (*sublimé corrosif*), connu sous le nom nouveau *de deuto chlorure de mercure,* est la préparation la plus
facile et la plus efficace; une cuillerée de cette liqueur contient un quart de grain de mercure ; on peut commencer
par un huitième de grain, une demi-cuillerée ou par un
seizième de grain, qui est une cuillerée ordinaire à café ;
la quantité quelconque ajoutée à un verre d'eau tiède sucrée
(*plus elle est chaude mieux elle se digère*), le matin seulement
pendant deux ou trois jours pour accoutumer l'estomac
à l'impression du remède ; on prend ensuite la même dose
soir et matin, trois heures avant, et quatre heures après le
repas; on augmente ensuite la dose jusqu'à un demi
grain, on peut masquer la saveur désagréable en incorpo-
rant cette liqueur dans une infusion sucrée et aromatisée
à volonté. La dose pour un homme est de huit à dix grains
ou une livre et quart de liqueur de *Van-Wiéten* , proportionnant la quantité suivant l'âge, trois grains pour les
enfans ; ceux qui tètent peuvent être guéris par le lait
de la mère qui subit un traitement , ce qui fait penser
qu'on pourrait se guérir en se nourrissant uniquement
pendant deux ou trois mois du lait d'une chèvre à laquelle
on ferait suivre un traitement mercuriel continué depuis
assez long-temps. Je ne parle pas des autres formes sous
lesquelles le mercure peut être administré tant elles sont
incommodes et sujettes à caution , etc.

La salivation ou ptyalisme (*flux abondant de salive*) peut
survenir pendant un traitement mercuriel, état qui peut
être compliqué du gonflement des gencives et du vacille-
ment des dents; dans l'un et l'autre cas il faut suspendre

l'usage du mercure et s'occuper d'établir l'équilibre , équilibre qui préliminairement aurait empêché cette compli-
cation, car rarement le mercure produit cet effet. Si on
le prend à dose convenable et qu'on ait calmé l'inflamma-
mation du tube intestinal , sitôt la bouche guérie, on
doit continuer l'usage du mercure jusqu'à la dose nécessaire, et dans le cas où la salivation se renouvellerait
une seconde fois surtout malgré l'équilibre établi , puis si
les symptômes vénériens avaient de beaucoup disparus et si
surtout on avait pris une moitié de la dose, on pourrait
cesser le traitement et se croire sûrement guéri.

*Moyen unique dans l'univers pour guérir les uréthrites
chroniques ou écoulement presque sans fin.*

OBSERVATION.

Il y a à l'intérieur de l'urèthre un suintement ou mucus
qui l'addoucit, le lubréfie et empêche le collement des parois ou membranes de ce conduit dans le moment de va-
cuité ; ce mucus sert encore à le tapisser pour que l'urine
ne le blesse pas en le traversant, et il aide aussi le glisse-
ment de la liqueur séminale.

1ʳᵉ *Considération.*— La verge est bien plus souvent baissée
qu'elle ne dresse, la paroi inférieure du conduit, se trouvant donc repliée sur elle-même, se fortifie, se nourrit
dans ce sens, de manière à ne pas être aussi extensible que le
côté du dessus. Dans l'état naturel tout va bien et même
en forçant cette partie inférieure en collant la verge contre le ventre dans le moment de l'érection ou dans le moment du coït , la jouissance est augmentée ; une légère
irritation (*état maladif*) double la quantité du mucus (*écoulement*) qui triple et quatruple pour une irritation plus forte.
La sensibilité de la partie étant augmentée , l'urine blesse
en passant ; une grande inflammation tarissant ce mucus,
l'urine blesse davantage , l'érection est difficile et d'autant
plus impossible que le côté de la membrane inférieure du canal
de l'urèthre est d'autant moins élastique, que ce conduit est
plus malade, c'est ce qu'on appelle *chaude-pisse cordée*, la
dissurie (*ou impossibilité d'uriner*) peut compliquer cet état.

2ᵐᵉ *Considération*, — Les érections ou redressement de la
verge dans ce cas déchirent la membrane du bas ou paroi
inférieure ; la force de l'hémorragie est en raison du déchirement, et s'il n'y a pas de sang elle séraille ou se fendille
seulement, et, dans l'un et l'autre cas, chaque plaie ou

fente se guérit de manière à faire un nœud qui empêche
cette membrane d'être aussi extensible et élastique : de manière que toutes les fois qu'on érecte on irrite les cicatrices, d'autant plus que la verge reste plus ou moins long-temps
dressée, et au besoin renversée sur le ventre ; de là irritation dans les nœuds ou cicatrices et inflammation de la
membrane, qui, pour cette raison, fournit davantage de
mucus, ce qui forme l'écoulement presque sans fin.

Traitement. Le principal moyen de guérir est de tenir la
verge baissée assez long-temps et régulièrement, pour donner aux cicatrices le temps de se solider et de devenir moins
sensibles ; il faut pour cela un bandage approprié, il consiste
en une petite chemise pour mettre la verge, le gland seul
dépasse ; cette chemise est fixée à un bandage de corps par
quatre cordons, dont deux la fixent en devant et en haut, et
deux autres l'abaissent en passant sous les cuisses pour aller
s'attacher également au bandage de corps au-dessus des
hanches ; tout ce qui affaiblit aide la guérison ; la saignée
est indispensable pour les sujets robustes, et pour tout
une diète sévère, aqueuse et chaude, car ce qui active
d'un point la circulation pour le corps en général, l'active
de dix pour la partie malade (*la verge*).

Ici, comme dans toutes les maladies, l'état de l'estomac
mérite donc considération.

N° 17. *Petite Vérole, Vaccine, Rougeole.*

La poitrine est l'émonctoire de toutes les sensations (*tels
que la joie, le plaisir, la peur, la surprise, le chagrin, etc.,
oppressent*) ; il y a une toux plus ou moins forte au moment
du début de toutes les maladies inflammatoires, l'estomac placé sous la poitrine participe à cette impression ; il
en résulte le vomissement qui, au début d'une pleurésie,
en impose à certains médecins qui, comme les malades,
pensent qu'il faut aider la nature, et donnent pour cela
un vomitif qui tue d'autant plus subitement un malade
qu'il est plus fort, tant il est vrai que plus il y a de poudre
et plus elle est serrée plus elle pète fort, ou mieux le su-
prême degré de la vie amène l'anéantissement.

La petite vérole, la vaccine, la rougeole en débutant
agissent fortement sur la poitrine et sur toute l'économie.
Il est donc bien essentiel d'établir l'équilibre ; pendant le
calme la nature fait mieux ses fonctions. Il y a engourdissement pour les sujets trop robustes ; beaucoup de malades

se sauvent en saignant par le nez, la diète est utile pour toutes les maladies éruptives ; la convalescence est en raison de la longueur de la maladie, et surtout de la série à laquelle appartient le malade.

Pour vacciner on doit calculer la force et la santé du sujet, faible ou ayant trop de vie, ne mettre qu'un bouton à chaque bras ; j'ai vu mourir des sujets essentiellement lymphatiques au moment que la fièvre se déclare, qui, en se développant trop fort, paralyse les fonctions vitales.

Le virus est d'autant plus actif qu'il y a moins long-temps qu'il s'amasse dans le bouton, le cinquième jour, par exemple, à dater du moment qu'on a vacciné.

N° 18. *Des Fistules en général.*

Les matières fécales ou stercorales, durcies par suite de la maladie de l'estomac, s'entassent dans le rectum, le gênent et l'enflamment ; les vaisseaux se gonflent et deviennent variqueux, d'autant plus qu'ils sont étranglés par le resserrement de l'anus ; ces vaisseaux s'ouvrent plus ou moins promptement : de là, fistule, sinus, etc. (*voir la manière de donner un lavement, colonne A — lettre H*) que l'on fait cesser quelquefois en régularisant les digestions, et, par conséquent, en guérissant l'estomac (*voir le traitement des maladies, n. 1 de la brochure*), si, surtout dans les cas anciens de fistule complette, on irrite une ou deux fois le trajet fistuleux avec une sonde ou un bourdonnet de charpie ; ceci l'enflamme et l'aide à se recoller. L'opération de la fistule est essentielle pour les cas qui résistent à ces tentatives.

L'irritation de l'estomac donnant la fièvre, les paupières y participent, les points lacrymaux s'enflamment et se bouchent (*voir traitement des maux d'yeux, n. 15 de la brochure*). Le sac lacrymal s'obstrue aussi par suite de l'inflammation, ce qui occasionne une fistule plus ou moins complette : il faut, pour guérir, rétablir l'estomac, puis aussi agir localement, quelquefois la potasse caustique est employée utilement, mais, dans les cas un peu graves, il faut avoir recours aux gens de l'art.

Beaucoup de fistules existent, parce que leurs ouvertures ou entrées sont trop étroites, et d'autres parce que les bords des conduits fistuleux sont devenus calleux, au point de ne plus se recoller ensemble, malgré la disparution entière de la cause, telle que celle qui résulte d'un abcès à la joue par suite d'une dent cariée mais totalement détruite ou arrachée depuis bien long-temps même.

Dans le cas où la dent existe encore, l'arracher, puis après détruire entièrement le conduit avec la potasse caustique ; il faut deux applications afin de pouvoir agir aussi profondément qu'il est nécessaire, tout en évitant de détruire les côtés, qu'il est essentiel de ménager, surtout à la figure, etc. On applique donc un morceau de potasse sur l'ouverture du trajet fistuleux, dans lequel on a eu soin d'introduire préalablement un brin de charpie, afin de se guider pour la seconde application, puis aussi, afin que la potasse puisse, en se fondant, s'insinuer et agir sur la partie essentielle à détruire. Six heures après la première application, on fend l'escarre, ce qui se fait sans douleur ; puis, dans la fente on introduit un nouveau morceau de potasse, que l'on assujettit à l'aide d'un tampon de charpie rapée, maintenue solidement par un emplâtre de diachylon, et, au besoin, avec une bande ; on favorise la chute de l'escarre avec des cataplasmes ou des emplâtres d'onguent de la mère, puis on panse la plaie, ayant soin de tenir dedans un bourdonnet de charpie dont on diminue insensiblement la grosseur et la longueur.

En agrandissant les entrées des trajets fistuleux avec de l'éponge préparée et des bourdonnets de charpie méthodiquement placés, on en guérit beaucoup, et, quand avec ces moyens on ne réussit pas, on emploie les caustiques. Il faut, quand on le peut, favoriser le collement du fond du sac, en exerçant une pression faite en raison de la position, etc., cela aide à le coller et empêche le séjour des liquides.

N° 19. *Hernies. Moyen de les guérir, incurables dans certains cas; de la hernie étranglée.*

Les hernies se forment souvent par suite de la maigreur survenue tout-à-coup, soit après une maladie ou autrement ; les trous qui, dans ce cas, se trouvent ouverts par la fonte de la graisse, permettent aux intestins de s'échapper. — Une espèce de hernie difficile à guérir, est celle à la suite d'un bubon qui a suppuré, vu que le tissu cellulaire, qui bouchait l'ouverture, a été détruit par la suppuration et laisse un vide irréparable. La pression constante et continuée long-temps est le seul moyen qu'on doit tenter pour guérir les hernies ; cette pression , en déterminant une inflammation , aide à recoller les parties divisées. — Les personnes qui reprennent de l'embonpoint se guérissent plus promptement et plus sûrement.

La hernie étranglée ou bubonocèle (*voir colonne C du Tableau* , *article charlatans*) est le résultat de la sortie prompte et brusque d'une portion d'intestin ; elle peut , comme toutes les autres , se former sur tous les points du ventre , mais principalement aux aines ; une tumeur de la grosseur d'un petit œuf , très-douloureuse à la pression , un état d'abattement , des coliques d'abord avec envies de vomir accompagnées de grands efforts , puis ensuite vomissemens de matières stercorales , suffisent pour faire reconnaître cette terrible maladie , qui fait périr un homme robuste dans 24 heures ; le toucher , d'ailleurs , ne laisse point de doute.

De grands efforts en vomissant et le plus souvent en levant quelque chose les bras tendus et élevés , et le corps panché en avant déterminent cet accident.

Pour guérir , faire prendre au malade la position qui a favorisé la sortie de l'intestin ; pour cela pencher le tronc sur le ventre , et fléchir fortement les jambes sur les cuisses , puis par le taxis ou pression graduelle et méthodique sur la tumeur , suffisent quelquefois pour faire rentrer l'intestin : une saignée générale est utile et même indispensable pour la personne robuste ; on peut aussi essayer la réduction , le malade placé dans un bain et ayant la position ci plus haut.

C'est perdre un temps précieux que d'appliquer des sangsues , des cataplasmes , des emplâtres , etc. , et , pour nous résumer , si l'accident date de 24 heures , il ne faut pas balancer à opérer après une ou deux tentatives , si on veut sauver le malade ; l'opération consiste à débrider l'anneau par lequel l'intestin est entré ; elle ne doit être confiée qu'à un chirurgien adroit et expérimenté.

N° 20. *De la rage spontanée chez l'homme et les animaux, de celle proprement dite* hydrophobic *par suite de la morsure d'un animal enragé, de la vipère, etc.*

La rage spontanée est au chien , ce que le vertige est au cheval et la folie à l'homme ; la *cause* est la maladie de l'estomac , maladie qui complique la rage proprement dite, la morsure de la vipère, etc., comme elle peut faire naître le tétanos (*voir l'explication de ce terme page 4*), actions ou complications toujours subordonnées au degré de maladie de l'estomac et à la forme de la tête. Pour la première se contenter d'établir l'équilibre n° 35, guérir l'estomac (*n° 4, page 11 de la brochure*), et le maintenir guéri *par les points colonne C du tableau;* pour les secondes, tout en agissant pour établir l'équilibre et guérissant l'estomac, cautériser à la minute les parties lésées avec les précautions que réclament l'importance de la partie et la position de la plaie; le fer rouge est le premier moyen, la pierre infernale est le second, bien efficace sans être effrayant, on introduit un morceau de cette substance dans la plaie, proportionnant le volume à la grandeur et profondeur du trou; on recouvre toutes les parties endommagées avec un linge trempé ou imbibé d'un mélange d'ammoniaque et d'eau, à parties égales; on panse avec du cérat simple pour favoriser la chute des escarres; on agit de même pour les morsures de la vipère, etc.

N° 21. *Des ulcères en général* (sur cent personnes qui ont mal aux jambes, 80 ont mal à la gauche), *des varices, des crevasses ou gerçures des bouts des seins des nourrices, des crevasses des mains, des maux des lèvres ou chancres blancs.*

Ayant établi l'équilibre dans la circulation à l'aide de la saignée, des sangsues, de la diète ordinaire : puis, après avoir dégorgé le membre malade par des applications de sangsues sur et autour de la plaie, et quelquefois par l'emploi de cataplasmes ou topiques émollients, il s'agit, pour guérir les ulcères en général, de détruire les bords, qui, étant plus ou moins durs et calleux, ne peuvent pas, pour cette raison, se coller avec les chairs, ni entr'eux : la manière de panser fait beaucoup aussi, car un des points essentiels est de détruire les bords tout en ménageant le milieu de l'ulcère tant qu'il est plus bas que ces mêmes bords.

Le meilleur moyen pour les détruire est de les couper en travers, cela de proche en proche (*les hâcher en quelque sorte*) de demi-ligne en demi-ligne, et d'un quart de ligne de profondeur, et davantage pour les bords très-épais (*sept à huit lignes par exemple*), le faire le plus exactement possible, et au besoin deux fois par jour, jusqu'à ce que ces bords soient au niveau de la chair.

Un autre moyen qui convient pour les enfans et les gens timides est la cautérisation avec la pierre infernale ; ce moyen, indépendamment qu'il est plus long, demande de grandes précautions pour être employé, attendu que l'on ne peut agir exclusivement sur un point comme on le fait avec la coupure, parce que cette pierre, tout en agissant sur les bords, s'insinue un peu dans la plaie et détruit les chairs ; il est donc bien essentiel de n'agir que sur les bords ; dans l'un et dans l'autre cas il faut recouvrir la plaie avec de la charpie assez longue pour porter sur les bords, de manière qu'elle ne s'enfonce que le moins possible dans la plaie ; ou graisse la charpie avec du cérat, seulement pour empêcher qu'elle ne blesse ; il faut de la charpie pour panser et non du linge, parce que la charpie absorbe la sérosité, qui, stagnant sous une simple compresse, gêne la plaie.

Quand les chairs sont au niveau, et que les bourgeons charnus s'élèvent trop, on les cautérise avec la pierre infernale, et, dans ce cas, l'on recouvre la plaie avec de la charpie rapée, qui use elle-même et nettoie l'ulcère, entraînant après elle les parties auxquelles elles adhèrent : en général on ne lave jamais utilement les plaies.

Lorsque les bords sont abaissés et au niveau des chairs, et que la cicatrisation peut se faire utilement, les bords demandent à être ménagés à leur tour ; pour cela on les recouvre avec des bandelettes de linge fin enduites de cérat, le restant de la plaie recouvert dans ce cas avec de la charpie graissée de cérat. Il est de rigueur de garantir la plaie des agens extérieurs, les chairs sont bien tendres ; une bande trop serrée, la pression, la pesanteur, etc., de l'autre jambe suffisent pour blesser et retarder la cicatrisation ; il faut, pour y compter, recouvrir le membre avec une plaque en fer-blanc présentant un enfoncement proportionné à la partie que l'on veut ménager et garantir. Pour assouplir la peau et solider la cicatrice, tenir longtemps un linge fin graissé de suif de chandelle ; on nettoie ou l'on tient la peau propre sans laver : la graisse facilite la chute des croûtes que l'on doit enlever soigneusement, parce que leur présence blesse et contond, ce qui perpétue le mal. On porte aussi utilement une guêtre en peau de chien, ou en toile fine, neuve ; et, dans ce dernier cas, on met sur la cicatrice un large morceau de peau de chien. Quelques ulcères offrent des végétations pareilles aux choux fleurs, qui, ainsi que leurs bords durs, calleux et presque cartilagineux, s'opposent à la guérison. Ces végétations sont quelquefois produites par des vaisseaux rompus et déchirés qui demandent à être attaqués vivement. Il faut, pour guérir ces sortes de plaies, la coupure, les caustiques la charpie rapée et la pression au besoin. Les caustiques sont la pierre infernale, la potasse caustique, la poudre de Rousselot, le phosphore, étc..... J'ai vu quelquefois, pour le même ulcère, couper les bords sur certains points, les ménager sur certains autres, et cautériser les végétations.

Pour les varices, guérir l'estomac, établir l'équilibre, puis par une pression constante et methodique et par l'emploi des guêtres ; des linges trempés dans l'eau de chaux ou de Saturne, etc., conviennent aussi comme dessicatifs.

Les crevasses ou gerçures des bouts de seins des nourrices se guérissent en détruisant leurs bords, ce qui ne peut se faire qu'avec la pierre infernale. Ce moyen appaise promptement la douleur, et la cicatrisation se fait d'autant plus facilement qu'on tient plus régulièrement les bords en rapport, c'est-à-dire en tenant les bouts faits ou façonnés à l'aide d'un bout de sein en gomme élastique ; on graisse avec le cérat simple.

Les chancres de la bouche se touchent utilement avec la pierre infernale, et se guérissent toujours facilement et sûrement si on guérit l'estomac dont la maladie est toujours la *cause*. On les complique s'ils sont occasionnés, comme cela arrive quelquefois, par la présence des aspérités de quelques dents ; on doit les arracher si, en limant, on ne peut effacer les points qui blessent.

Les crevasses ou gerçures des mains se guérissent facilement, si on efface leurs bords durs et calleux ; pour cela les couper, graisser les mains avec du suif et les laver le moins possible, ayant soin de les essuyer de suite après les avoir lavées : que l'eau soit chaude ou froide, l'humidité donne prise à l'air, ce qui exaspère le mal.

Le tempérament dispose aux maux de lèvres que la maladie de l'estomac complique aussi ; il faut en même temps qu'on régularise les digestions, toucher ou laver une ou deux fois par jour, les lèvres avec un mélange d'une partie d'acide sulfurique et dix à douze parties d'eau. On maintient la guérison en les graissant avec du suif, surtout quand on va à l'air. Cette graisse habille et assouplit, et fait qu'elles ne se gercent pas aussi facilement.

N° 22. *Surdité chez l'homme et chez les animaux.*

La membrane qui tapisse l'oreille (*tympan*) a un suintement comme l'œil a les larmes , la bouche la salive , etc.. qui , en se durcissant , porte le nom de cérumen ; il est rejeté ou doit être enlevé habituellement , car en s'entassant et se durcissant il devient corps étranger et blesse le tympan en raison de son volume , et empêche ainsi l'audition ou l'entendement : quelquefois cette cire s'amollit et fermente , il s'établit alors une suppuration qui détruit la membrane de l'oreille et laisse une surdité proportionnée aux ravages de la suppuration et à la disposition du conduit auditif. — Le mucus ou suintement de l'oreille , est pour empêcher que le contact de l'air frais ne soit trop sensible , et pour modifier l'action des sons trop forts ; la tortuosité du conduit est aussi pour le même motif.

Quand le conduit auditif est très-large et droit , l'audition est pervertie en raison de cette défectuosité , parce que l'air y entrant trop facilement , ainsi que les sons , irritent et enflamment la membrane , le mucus est augmenté ou supprimé ; il y a alors augmentation de vie et par conséquent pervertissement de la sensibilité (*ou surdité plus ou moins prononcée.*). — Après avoir régularisé la digestion , le meilleur moyen de guérir ou de diminuer la surdité est de modifier la conformation du conduit auditif ; pour cela un tampon , suffisant de laine fine , remplit parfaitement l'indication ; par son élasticité , cette laine reste à demeure tout en laissant passer librement l'air entre les brins pour l'entendement , et jamais trop subitement pour brusquer ou contraster avec la chaleur de l'oreille ; le coton , en se moulinant facilement , tombe et laisse le conduit de l'oreille à nu , ou s'engage trop et blesse le tympan en devenant corps étranger. — Dans le cas d'entassement de cérumen , la première chose à faire est d'enlever cette cire ; si elle est trop dure , on l'amollit en mettant , quelques heures à l'avance, un peu d'huile d'olive , etc. ; il est bien nécessaire aussi après cette opération de mettre un tampon de laine pour empêcher le contact de l'air libre qui contrasterait trop dans le conduit auditif ainsi dégarni : on doit graisser à peine le tampon de laine , qui autrement pourrait un peu irriter.

Dans les cas anciens de surdité (*exceptés ceux par suite de suppuration*) où la membrane n'est et ne peut être que paralyséc, on la stimule utilement avec la *galvano-puncture*, ayant eu, avant l'emploi de ce nouveau moyen thérapeutique, la précaution de guérir l'estomac que l'on doit maintenir guéri, et après avoir aussi employé la laine que l'on doit continuer.

En coupant les oreilles des chiens, des chevaux, etc., on facilite l'entrée trop subite de l'air et des sens, il en résulte une irritation qui, à la minute, exalte plus ou moins la sensibilité de l'oreille (*eu égard à la largeur du conduit*), ou qui finit par se paralyser : deux résultats qui troublent l'audition, et qu'on peut éviter en ne coupant pas les oreilles ; ceci favorise le tremblement chez le chien et le vertige chez le cheval.

N° 23. *Du Bégaiement. — Les Chanteurs, les Coureurs.*

.(Voir auparavant la description du Diaphragme, n. 3.)

La maladie de l'estomac, ainsi que le resserrement de la poitrine d'avant en arrière, compliquent toujours cette infirmité, qui, le plus souvent, ne reconnaît pas d'autres causes, parce que les poumons ne peuvent pas se développer suffisamment pour prendre une assez grande quantité d'air pour alimenter la voix et la parole.

En guérissant l'estomac, on peut donc soulager et guérir ; guérir, quand la poitrine est ronde, et soulager seulement quand elle est étroite ou resserrée d'avant en arrière.

Après avoir guéri l'estomac, si la poitrine est ronde et que le filet de la langue soit par trop long, on peut, par une grande attention et exactitude à aspirer, prendre beaucoup d'air avant de parler, changer utilement son état. Si le filet est trop court, il faut le couper : ce qui n'est pas toujours facile, et faire, du reste, ce qui est dit comme quand il est assez ou trop long.

Quand l'estomac est un peu rempli, il est moins sensible, ainsi que le diaphragme par conséquent ; ce qui fait que les poumons s'allongent plus facilement et s'appuyent plus impunément sur lui, et permet à ces mêmes poumons de se développer davantage et de prendre une plus grande quantité d'air : aussi, dans ce cas, les bègues ont, en chantant, une plus grande facilité de chanter, parce que l'action que nécessite le chant et celle qu'ils mettent à chanter, forcent les poumons et toutes les parties qui concourrent à former la parole et la voix , à être dans un état de tension qui finit par les rendre moins sensibles et impressionnables , et fait qu'ils se dilatent plus facilement et permettent de prendre une plus grande quantité d'air.

Pour être bon chanteur et pouvoir pousser sa voix , il faut que la poitrine soit ronde et l'estomac sain : les coureurs ont besoin de réunir ces conditions.

N° 24. *Dents.*

Les dents servent d'ornement à la figure , sont utiles pour la prononciation et indispensables pour la mastication, si importante pour une bonne digestion ; et en raison de leur utilité j'entrerai dans quelques détails. Les dents sont implantées et maintenues dans les alvéoles par une membrane qui sert à rendre moins sensible les chocs qu'elles peuvent éprouver et les effets de la pression qu'elles ressentent et exercent pour la mastication : la destruction de cette membrane entraîne celle de la dent , et voici comment. — Le tartre s'entasse sur la dent , à la manière de la suie à la cheminée, et par sa présence refoule , blesse et détruit la gencive , qui , enflammée , suppure , détruit à son tour la membrane qui tient la dent fixée ; celle-ci , dans ce cas , devient vacillante par le vide occasionné par le manque de cette membrane ; les gencives blessées par la présence du tartre sont saignantes, boursoufflées et douloureuses , le tartre continuant à s'entasser , finit par porter sur la mâchoire et soulève la dent à mesure qu'il augmente : c'est de cette manière que les dents se perdent sans être cariées, ce qui arrive plus ou moins promptement en raison de la négligence , des mauvais soins , du tempérament, de la disposition de la mâchoire et de l'état maladif de l'estomac , car si la digestion est pénible , elle fournit des rots et du tartre comme un feu qui , en brûlant, fournit beaucoup de fumée et conséquemment beaucoup de suie. — Il faut donc soigner l'estomac , enlever le tartre à temps utile , parce que plus la dent devient vacillante par suite de la présence de cette matière, plus il est difficile de la raffermir ; si le tartre forme corps , il faut l'instrument pour l'enlever , et si au contraire il ne forme encore qu'un enduit, on l'enlève facilement avec un mélange d'une partie d'acide muriatique avec trente parties d'eau , mélange auquel on doit ajouter encore vingt à trente parties d'eau pour s'en servir habituellement, à l'aide d'une brosse, seulement deux fois par semaine.

Ephélides ou tache de la peau. Ce mélange d'une partie d'acide et trente parties d'eau sert aussi pour diminuer les éphélides ou taches de rousseur : On lave et laisse sécher sans essuyer, on adoucit et blanchit parfaitement les mains avec ce mélange (*il tache les couleurs tendres des étoffes*). Cette eau peut se colorer avec la fleur de violette ; pour la dissoudre, il faut une partie d'acide sur dix d'eau, plus on met de fleurs, plus elle est foncée ; une vingtaine d'heures suffisent pour obtenir la couleur, on la passe, et pour s'en servir ajouter l'eau comme il est dit plus haut : on aromatise avec le citron, etc.... Toutes les poudres sont nuisibles, parce qu'en s'entassant entre les dents et la gencive, elles deviennent corps étranger et blessent en raison de leur volume. — En soignant l'estomac, on favorise aussi la chute des premières dents : il faut les ôter à temps utile, quelquefois elles gênent et dévient celles de la seconde dentition et leur communiquent souvent leur carie, ce qui perpétue le mal. Il est nécessaire de limer les dents et surtout les incisives qui ne se touchent que par le bout, parce que dans ce cas les alimens, séjournant dans le vide, s'y pourrissent, ce qui occasionne la destruction de l'émail et par conséquent la carie, ce qui se fait bien promptement par le contraste de l'air chaud qui sort et du froid qui entre, et qui est d'autant plus mauvais, que l'estomac est en mauvais état. — L'alliage de Darcet, fusible à la chaleur de l'eau bouillante, cent degrés (*thermomètre centigrade*) sert à plomber les dents. En ajoutant à cet alliage une partie de mercure coulant sur dix à douze d'alliage, on le rend fusible à soixante degrés, ce qui permet de le mouler exactement dans les caries. On plombe une dent pour trois raisons : 1° pour la conserver en empêchant la carie ; 2° pour prévenir l'odeur qu'occasionne l'entassement des substances alimentaires et le séjour des mucosités, etc... ; et 3° pour faciliter l'extraction d'une dent largement cariée et qui s'écraserait, sous l'instrument, sans cette précaution.

Nota. Il y a des personnes qui ont les dents d'un blanc éclatant, ce qui prouve que l'émail est très-mince et qu'on l'userait bien facilement en brossant trop souvent les dents.

N° 25. *Des Vers instestinaux et du Fondement chez l'homme et les animaux.*

Ce sont les alimens qui, en fermentant dans l'estomac, font éclore les œufs des vers ; le premier point est donc de guérir l'estomac pour régulariser les digestions. (*Voir le traitement général des maladies, page et n. 1*), et, pour le maintenir guéri, s'observer comme colonne C du tableau.

Toutes les infusions amères que l'on donne pour détruire les vers enflamment encore l'estomac, et d'autant plus qu'il est déjà irrité.

Ayant établi l'équilibre n. 35 et guéri l'estomac, on peut, pour le ver solitaire, faire usage d'une décoction de seconde écorse de grenadier, mettre deux onces de cette racine dans trois litres d'eau, faire réduire à deux tiers, que l'on doit prendre par verrée, de demi-heure en demi-heure, ayant soin de prendre, une demi-heure après le dernier verre, deux cuillerées d'essence de térébenthine, que l'on peut incorporer avec un jaune d'œuf et un verre d'eau ; avaler le tout en une seule dose : on proportionne pour les enfans, etc.

Pour les vers ordinaires, le mercure doux ou calomélas (*proto chlorure*) est le remède par excellence ; après avoir préparé l'estomac, prendre cette substance depuis un demi grain par jour, pour le plus jeune enfant, jusqu'à quatre grains, pour un adulte, etc. ; on l'incorpore avec de la racine de réglisse, de guimauve, etc., que l'on met en pilules à l'aide du miel ou d'un sirop.

Pour les vers du fondement : tout en guérissant l'estomac, tenir le plus exactement dans le fondement un tampon de charpie ou de linge, de deux à trois pouces de long et graissé avec de l'onguent mercuriel ; puis, chaque matin, pendant le temps nécessaire, prendre un lavement avec de l'eau froide et bien salée (une cuillerée de sel dans deux verres d'eau).

Pour les animaux, appaiser l'inflammation de l'estomac en les faisant boire régulièrement beaucoup et bien chaud, régler les repas, et penser qu'un peu bien digéré, nourrit, et, du reste, se régler d'après le contenu de la colonne C du tableau ; l'onguent mercuriel et l'eau froide fortement salée doit s'employer aussi pour les animaux

Nº 26. *Des bains en général, médicamentaux, thermaux.*

Les bains sont presque toujours nuisibles, ils ne sont utiles que comme adjuvant de la saignée des sangsues, de la diète, etc., quand il faut diminuer les forces et établir l'équilibre : cependant les personnes de la première série peuvent impunément prendre des bains chauds; mais quand un sujet épuisé par des signes terribles de maladies, veut encore augmenter cet épuisement par des bains de toute nature, sans s'occuper de la *cause* des maladies. il se suicide d'autant plus subitement qu'il agit plus imprudemment et activement; les bains de vapeurs, étuves, douches, etc.. sont également nu isibles pour ces derniers. On sait combien l'usage des eaux froides salines, sulfureuses, etc.. fait de victimes. Beaucoup de malades succombent pendant leur usage, et si les bains de mer ne tuent pas subitement, c'est parce qu'on ne prend pas l'eau à l'intérieur (*voir eau, colonne C, article* 1). Les bains froids en refoulant le sang sur les organes intérieurs les fatiguent comme l'orage fatigue la partie endommagée d'un vaisseau, d'une maison, etc.; ce sont surtout les sujets des 3me et 4me séries que ces excitations usent le plus, ceux de la deuxième le sont moins, et ceux de la première peuvent s'en servir d'autant plus impunément, qu'ils sont pourvus de plus de vie.

Les eaux thermales (*ou chaudes*) prises à l'intérieur ont aussi leurs inconvéniens; elles sont d'autant plus meurtrières qu'elles contiennent davantage de principes salins, sulfureux, etc. Si les médecins qui dirigent ces établissemens de bains thermaux connaissaient la *cause* des maladies, il y aurait moins d'inconvénient, il ne s'agirait que d'établir l'équilibre, puis de boire méthodiquement de l'eau chaude naturelle, pour obtenir l'effet de la guérison qu'on y va chercher, résultat qu'on obtiendrait d'autant plus facilement que les malades sont sous les yeux du médecin, sont bien logés, se trouvent débarrassés de l'ennui de leur commerce, des tracas de ménage, et parce qu'enfin c'est dans la belle saison qu'on fréquente ces établissemens.

Nº 27. *Des maisons d'Aliénés ou Fous.*

Il ne faut pas avoir visité plusieurs maisons de fous pour avoir été témoins des inconvéniens résultants de la mauvaise administration, des soins et des médicamens que l'on donne et que l'en emploie dans ces maisons : l'eau est à la disposition des malades qui peuvent aussi manger et fumer à chaque instant.

On donne des vomitifs, des purgatifs, des drastiques ; on emploie les bains froids, les douches, etc., sans s'occuper de la *cause* des maladies. Aussi combien de malheureuses victimes, combien d'hommes séquestrés de la société, combien de familles déshonorées !!!..... etc.

N° 28. *De l'électricité, du galvanisme, du perkinisme, de l'acupuncture, du magnétisme animal, du massage ainsi que de tous les excitans cutanés : utilité et abus de ces différens moyens thérapeutiques ; de l'électro-puncture ; de la galvano-puncture ; de l'électro-perkinisme ; du galvano-perkinisme, ou réunion du galvanisme avec ces trois moyens.*

On sait que l'électricité sèche ou proprement dite, le galvanisme ou électricité humide, ainsi que les différens moyens mentionnés dans le titre, n'agissent qu'à la circonférence des corps, et que les secousses qu'ils donnent font sur un organe intérieur malade, ce que les orages font sur une partie endommagée d'un vaisseau ou d'une maison ; ce qui fait qu'on a, dans un temps, abandonné ces moyens de guérir, jusqu'au moment où, à l'aide des aiguilles à acupuncture, on a pu introduire le fluide électrique à l'intérieur des organes, ce qui permet de les influencer en raison des circonstances, c'est-à-dire de leur structure, texture, de leur sensibilité et importance.

C'est à l'aide de la *galvano-puncture* (*réunion de l'acupuncture et du galvanisme*) qu'on peut agir à doses assez minimes et sans grandes secousses, principalement pour les yeux, dans le cas de goutte sereine et de surdité ancienne.

On se sert de ce moyen, tant pour les variétés de goutte-sereine que pour les névralgies en général (*depuis la convulsion jusqu'à la paralysie*), les engorgemens indolens des glandes, etc., on place plus ou moins d'aiguilles, ayant la précaution ou attention de n'augmenter le nombre qu'après avoir accoutumé le malade à cette sensation. Le grand point ou point important est de n'employer ces moyens de guérir qu'après avoir établi l'équilibre n. 35, ou autrement ce serait vouloir faire monter l'eau contre sa source, ou essayer d'éteindre le feu en y mettant de l'huile.

Le perkinisme ne sert que pour l'extérieur. L'instrument se compose de trois lames de trois métaux différens (*zinc, cuivre et acier*), et, au besoin, tous les métaux oxcidables peuvent servir. Ces lames sont taillées en pointe et forment encore une pointe étant jointes ensemble : elles sont réunies à leurs grosses extrémités par un clou qui leur permet, en se glissant l'une sur l'autre, de s'écarter par l'extrémité opposée. Une des lames, celle interne, dépasse de quelques lignes et offre un anneau pour attacher un des fils conducteurs qui communiquent avec la cuve galvanique ou la machine électrique. L'autre fil tient à une aiguille fixée sur un point quelconque du corps, comme pour la *galvano-puncture.*

Ces pointes ou extrémités pointues étant mobiles, peuvent s'écarter plus ou moins ; pour agir, on les imprègne du liquide de la cuve galvanique, ou on les charge de fluide électrique, puis on les promène avec une plus ou moins grande vitesse et pression sur les parties douloureuses ; ce moyen seconde la *galvano-puncture* qui doit avoir été employée précédemment.

L'acupuncture consiste à introduire des aiguilles dans le tissu des organes ; le nombre de ces aiguilles n'est pas limité ; mais il doit toujours être proportionné au volume, à la texture de la partie et à l'action qu'on veut produire, action qui peut être augmentée, si l'on opère sur ou dans la même partie avec des aiguilles de différents métaux.

Le massage consiste dans des attouchemens et pressions faits de proche en proche et promenés au besoin sur tout le corps, et quelquefois seulement sur les parties douloureuses.

Puisqu'au moment que nous voyons frapper un individu, nous en éprouvons une sensation dans l'endroit où il reçoit le coup, nous pouvons bien aussi être impressionné par des signes, grimaces et contorsions ; puis, par les attouchemens *des magnétiseurs,* ce qui peut s'expliquer aussi par l'attraction des métaux, l'influence du serpent sur le crapaud et de ce dernier sur l'abeille.

Mais en convenant de l'action de toutes ces manœuvres, toutes n'ont pas seulement l'inconvénient des autres moyens mentionnés plus haut, mais de donner au charlatanisme les moyens de fasciner les yeux et d'amadouer plus facilement leurs dupes. (*voir colonne B du tableau*).

Chacun sait que dans toutes les villes, villages et même dans le plus petit hameau, il y a des *rhabilleurs* et *guérisseurs par secret*, espèce de *magnétiseurs et masseurs.* Quelquefois leurs manœuvres ne sont rien; mais elles deviennent extrêmement meurtrières et dangereuses, en laissant agraver une maladie aiguë, telle que la pleurésie, une hernie étranglée, etc., qui demandent des secours si prompts. La police est bien sotte et bien aveugle si elle ne peut pas empêcher de tels abus et paralyser cette caste de guérisseurs, vraie lèpre de la société.

N° 29. *Faim-calle ou faim canine, moyen de l'empêcher, ainsi que le vomissement sur mer.*

Continuellement pendant le sommeil, comme pendant la veille, pleins ou vides, l'estomac et les intestins se contractent, se frottent par un mouvement d'ondulation; ce mouvement s'appelle péristaltique.

La faim résulte de ce frottement à nu ou à vide, et, comme ce mouvement doit être plus sensible pour un estomac irrité, il doit en résulter une faim plus grande et assez grande pour faire tomber un homme (*cela en raison du rapport de l'estomac avec la tête*). Cet état maladif, variété et premier degré de l'épilepsie, s'appelle *faim-calle* ou faim canine (*boulimie*).

Pour faire cesser cet état, guérir l'estomac (*voir traitement général des maladies n. 1 et traitement de l'épilepsie n° 7*).

Cette irritation de l'estomac se trouvant inévitablement augmentée par le roulis d'un vaisseau, il n'est pas étonnant que la convulsion de l'estomac arrive, et, par suite naturelle, le vomissement, si surtout on s'obstine à laisser l'estomac à vide trop long-temps, ou qu'on le remplisse trop.

Guérir l'estomac avant de s'embarquer, ou tout au moins se conduire d'après *la colonne C du tableau.*

N° 30. *Brûlure (de la), moyen de la guérir à la minute.*

Il s'agit de plonger la partie brûlée dans un mélange d'ammoniaque, liquide ou alkali volatil fluor (*d partie égale*); on recouvre les parties qu'on ne peut pas plonger, avec un linge imbibé de ce mélange: quelques heures suffisent pour une brûlure légère, et une demi-journée pour les brûlures plus considérables.

Moins il y a d'eau dans le mélange, plus il est actif; on

peut même employer *l'alkali* pur, lorsque la peau n'est pas enlevée, il guéri à la minute; pur ou mélangé il est difficile de s'en servir à la figure, seulement à cause de l'impression trop sensible qu'en recoivent les yeux.

Une bouteille de ce mélange devrait être dans tous les ménages et même dans plusieurs endroits de la maison.

N° 31. *Cors aux pieds (des), ceux entre les doigts de pieds, des verrues, des ongles en général, de ceux rentrant dans les chairs.*

Pour guérir les cors, il s'agit d'amincir avec l'instrument la peau dont l'épaisseur et la dureté blessent, en agissant comme corps étranger, la partie sur laquelle elle est placée. L'instrument soulage à la minute et guérirait radicalement, si le point sur lequel il était fixé n'était plus exposé à la pression.

Un moyen qui remplace l'instrument est la pierre infernale; comme elle fait mourir tout ce qu'elle touche, on est sûr d'amincir la peau en la touchant avec cette substance qui, pour agir, doit être à peine mouillée. C'est en se fondant qu'elle travaille; pour s'en servir, il faut l'assujettir dans une plume à écrire : ainsi disposée, on la promène sur la surface du cor, insistant sur les points utiles à détruire. On doit, pour les cors très épais, enlever une partie de la dureté; on agit avec plus de précision : l'escarre tombe plus ou moins promptement; on en hâte la chute avec des emplâtres d'onguent de la mère. Il faut agir modérément, autrement il en résulte de l'inflammation et douleur, seuls accidens qui peuvent survenir.

Ce sont ceux entre les doigts de pieds qui se guérissent le plus sûrement, en ce qu'ils ne sont pas aussi sujets à la pression; on les touche et panse comme les autres. Si la première application ne suffit pas, on en fait une seconde.

Les Verrues. C'est avec la potasse caustique qu'on les attaque : pour cela, circonscrire exactement chaque tumeur avec du diachylon, ne laissant dépasser que la partie à détruire. Cette précaution prise, on met un

morceau de potasse proportionné au volume de la partie
à détruire ; par exemple , pour une verrue de la grosseur
d'un pois ordinaire , en mettre gros comme un grain
de navette ou de millet : il en faut moins pour les tem-
péramens lymphatiques (*voir au tableau n. 3*). C'est
en fondant , que cette substance agit , aussi si l'on
humecte à peine la potasse ou que la surface de la verrue
soit un peu humide , l'action est produite deux heures
après , tandis qu'autrement il faut cinq à six heures ,
et quelquefois davantage.

On panse l'escarre avec un corps gras quelconque.

Des Ongles.

Les ongles des gros doigts de pieds doivent être coupés
carrément , afin que les coins portent sur la peau ; car
autrement cette peau en les recouvrant se blesse et
devient douloureuse , au point de nécessiter la section
d'une partie de cette ongle , ce qui se fait avec l'instrument , et , au besoin , avec la potasse caustique.

Plus les ongles des doigts des mains sont longs ,
plus ils sont beaux : pour obtenir cet effet, refouler ,
chaque jour , à leur racine la peau qui autrement
s'allonge , s'amincit, se fend et occasionne des poireaux
plus ou moins douloureux , et qui entretiennent une
irritation qui dispose aux engelures.

N° 32. Asile (*Salle d'*), *maisons d'éducation,* etc.

Un des principaux avantages des salles d'asile, si l'on
peut en profiter, est que les enfants pourront avoir des
repas réglés et qu'on pourra les astreindre ou forcer à boire
chaud et à temps utile, et à suivre exactement les points
essentiels à observer pour être en santé (*voir colonne C du
tableau.*).

On pourra aussi dans les colléges, les pensionnats et
maisons d'éducation , modérer et faire cesser les nombreux
abus qui y ont lieu ; un des plus dangereux est la gym-
nastique elle est ordonnée à tous, d'ailleurs l'exemple entraîne et force : des jeunes gens, qui n'ont que la moitié de
la vie nécessaire, l'usent encore par ces exercices si meurtriers pour eux.

En s'agitant on trouble la digestion (*voir au tableau colonne A, lettre E, colon ascendant*) ; on boit froid à volonté, ce qui trouble aussi la digestion (*voir colonne C du tableau n. 4*), ou qui paralyse plus ou moins l'estomac en raison de son etat de vidité ou de réplétion (*voir d la brochure n. 39, précepte, article 4, eau*).

N° 33. *Médecins (moyens que les) employent pour se débarrasser de leurs malades.*

Les Médecins de demi-science conseillent aux uns d'aller respirer l'air natal, aux autres d'aller aux eaux chaudes ou froides, aux bains meurtriers de mer, et à certaines femmes de faire des enfants ; les maladies de nerfs, les vapeurs, etc., leur servent aussi de sauvegarde.

N° 34. *Diètes sévère méthodique, ordinaire méthodique et régime méthodique.*

La diète sévère méthodique consiste à ne prendre que des liquides sans action, autre que d'être aqueux. Tels que de l'eau peu sucrée, du lait avec trois quarts d'eau, du petit lait avec moitié eau, de l'eau de veau, de poulet, de grenouilles, etc., puis des infusions, telles que feuilles de laitue, de feuilles et fleurs de mauve, des tisanes de racines de guimauve, de réglisse en bois, chiendent, etc., le tout pris par verrée (*eu égard à l'age et à la force du sujet*) et bien tiède, de trois heures en trois heures sans soif, tout en respectant le sommeil tranquille, et dans le cas de soif et de faim, aussi souvent que ces sentimens se font sentir.

Pour la diète ordinaire on peut prendre du lait pur, des bouillons nourrissants, du riz, du vermicel, et pour boisson de l'eau ; le régime méthodique consiste à se conduire d'après les points mentionnés colonne C. du tableau.

N° 35. *Equilibre (de l') naturel ou de santé et équilibre artificiel dans les maladies.*

Le corps est rarement dans un équilibre parfait. Un signe de cet équilibre et par conséquent de santé, est que la peau soit fraîche, que le pouls, chez l'homme fait, ne batte que soixante pulsations par minute, de 5o à 6o pour le vieillard, et de 80 à 1oo chez l'enfant;

que les urines soient à peine laiteuses, et que les matières stercorales (*une selle par jour*) soient mouillées sans être dures.

L'équilibre artificiel dans les maladies aiguës ou dans le cas de trop de vie, s'obtient par des saignées générales et des sangsues (*voir le traitement des maladies*, *n. 1*, *paye 1re*), et une diète sévère (*voir article diète*, *n. 34*). Cet équilibre est annoncé par des urines devenant troubles et laiteuses une heure après être rendues : une hémorragie nasale (*épistaxis*) remplace quelquefois les émissions sanguines artificielles ; mais il n'est pas toujours prudent d'attendre cette crise et les efforts de la nature : on ne doit plus saigner quand les urines sont troubles et blanches.

N° 36. *Héréditaires (des maladies), Epidémiques, sporadiques, Endémiques, contagieuses, etc.*

Les maladies épidémiques sont celles qui sont transportées par l'air, telles que la petite vérole, la rougeole. Les *sporadiques* sont celles qui arrivent tout-à-coup dans un pays, et qui se déclarent pour des causes accidentelles, individuelles et indépendantes de toute influence épidémique, telles que la grippe, la cholérine, le choléra, la peste, etc.

Endémiques celles qui règnent constamment dans un pays, telles que le goître, le scorbut, etc.

Les maladies essentiellement contagieuses, sont la vérole ou syphilis, la gale, etc.

La morve chez les chevaux n'est pas plus contagieuse que la vomique chez l'homme, et la gourme des jeunes chevaux pas plus que le croup ou la coqueluche chez les enfants.

N. 37. *Taches ou Marques de naissance (Envies).*

C'est avec la potasse caustique qu'on peut détruire ou effacer les taches de naissance ; beaucoup n'en sont pas susceptibles, à cause de leur étendue et position, et toutes offrent plus ou moins de difficultés et demandent des précautions bien minutieuses.

Une grande surface à détruire s'attaque en plusieurs fois ; afin de prévenir une trop forte inflammation, on circonscrit la partie à détruire avec la potasse, qu'on écrase et étend sur la peau. On peut la laisser agir à découvert, comme on peut la recouvrir pour les enfans. (*Voir, pour plus de détail, l'article Verrues, page 52*). L'escarre tombée', il reste une plaie qu'il faut soigner comme une plaie ou ulcère simple. (*Voir l'article Ulcères, n, 21*).

N° 38. *Tremblement et maladies des chiens, du vetige chez le cheval, etc.*

En s'observant d'après les points essentiels (*colonne C du Tableau*) on peut prévenir les maladies de tous les animaux, ce qui ne peut se faire pour les chiens qu'en les tenant attachés ou en laisse, et mieux encore en les muselant ; les chevaux, etc., doivent être nourris à l'écurie.

C'est par la diète ordinaire méthodique qu'on peut modifier leur état maladif (*voir article diètes n. 34*) et pour leurs maladies aiguës et violentes agir d'après le traitement général des maladies n. 1, page première.

Pour les différentes maladies chroniques des animaux profiter des conseils relatifs aux différentes maladies de l'espèce humaine (1).

---

(1) D'après l'appétit vorace et l'avidité que l'on connaît aux jeunes chiens et aux carnivores en général (*d'où dérive le terme faim canine*) on ne doit pas être étonné (*en calculant le rapport de l'estomac avec la tête*) du tremblement, suite inévitable du trouble dans la digestion, chez les jeunes chiens que l'on laisse manger à volonté ou qui sont privés trop long-temps ; quand dans l'un et l'autre cas, ils essayent de ronger des os que leurs mâchoires ne peuvent pas broyer ou bien imparfaitement, les parcelles qu'ils avalent troublent la digestion, et dans toutes les circonstances irritent l'estomac et les intestins.

Les efforts des mâchoires continués quelquefois pendant plusieurs heures stimulent, en les pressant, les glandes salivaires qui fournissent en conséquence une abondante salive qui toujours épuise le corps (*voir obésité n. 12*).

Le vomissement, la diarrhée ou la constipation, mais plus souvent la diarrhée, sont les signes du trouble des organes digestifs et qui préludent ou annoncent le tremblement.

Les jeunes chevaux qui têtent et mangent à volonté auront plus tôt les yeux malades, affection que l'abaissement de la tête pour broutter complique encore ainsi que toutes les maladies de cette partie.

N° 39. *Préceptes, Conseils, Critique et Observations.*

1° Combien l'art de guérir est noble et grand, et combien est estimable le médecin que guide l'humanité; quoi de plus respectable aussi que celui ou celle qui répartit si sagement et sans ostentation son temps disponible et ses épargnes entre les malheureux, sans s'informer de leur religion, de leur moralité, de leur position sociale; c'est un malheureux, il souffre, il faut l'aider et le soulager, *voilà leur devise.*

Mais combien le charlatanisme (*vrai protée*) avillit et déshonore un si noble état. Car quoi de plus méprisable que la plupart (*c'est le cas de dire ici qu'il n'y a pas de règle sans exception*) de ces dames et sœurs de charité (*association de femmes c'est assez dire*) qui, sous le masque de la religion, abusent de la crédulité publique et répartissent si mal le restant des dons des philantropes, que les saintes orgies n'ont pas dévorées.

Les services et aumônes sont en raison de l'hypocrisie des protégés : *cet homme n'est pas marié, cette fille a fait un enfant, etc.*, ET TOI!

2° En attendant que la justice veuille s'occuper de réprimer le charlatanisme qui avillit la France aux yeux des autres provinces où il est fortement bridé, je me hâte de faire paraître mon *régulateur de la santé*, afin d'éclairer le public et le garantir des sourdes manœuvres de l'intrigue pharmaceutique. Quoi de plus ridicule que ces *prétendus amers et dépuratifs du sang*, et d'autant plus dangereux qui sont délivrés sans ordonnance de médecins; il y en a même des dépôts chez des épiciers, des papetiers, etc.; que d'abus aussi chez cette caste d'herboristes; M. le docteur y donne ses consultations (*vrai repaire*).

On voit des imprudentes sages-femmes qui, pour l'appât de faire une saignée, préparent très-souvent des infirmités et des maladies incurables.

3° Ces médecins de demi-science qui, par leur médecine expectante, laissent en temporisant les maladies devenir mortelles (*telles que la pleurésie voir n. 2, page 10*).

Quant aux médecins de Paris et de tant d'autres endroits envoyés pour conjecturer et faire des essais sur des malades affectés, *dit la rumeur publique*, de maladie épidemique *(voir ce terme n. 36, page 55)* le temps et le public en feront justice, surtout quand on aura pu, d'après mon ouvrage, se convaincre et s'assurer de la *vraie cause* des maladies.

Je connais des docteurs qui sont *décorés* parce que le village où ils ont eu le courage d'entrer n'a pas été entièrement dépeuplé par *l'épidémie* ou maladie regnante.

La plupart de ces médecins ainsi décorés ont non-seulement dans les familles dont ils ont la confiance, mais dans leur propre maison, des enfans, des épouses, etc., infirmes, vrais squelettes ambulans, qui sont autant de tableaux parlant de leur impéritie et pusillanimité, ou plutôt parce qu'ils ne connaissent *pas la cause des maladies.*

N° 4. L'eau est la substance la plus meurtrière qu'on prenne, en ce qu'on l'avale gloutonnement et en grande quantité, et aussi parce qu'on la trouve presque toujours à sa disposition; le vin, à supposer qu'il soit aussi froid que l'eau, ne produit pas un effet aussi dangereux, l'esprit qu'il contient empêchant l'impression du froid, et comme le plus souvent on le prend en petite quantité, il arrive que ce qui est avalé réchauffe ce qui vient après, et ainsi de proche en proche, il n'en résulte qu'une augmentation de chaleur de l'estomac et une fatigue pour le corps.

La glace n'est pas non plus aussi dangereuse que l'eau froide, parce que, pour être avalée, elle se fond dans la bouche où elle se réchauffe.

Table Alphabétique des Matières.

FIN DE LA TABLE.

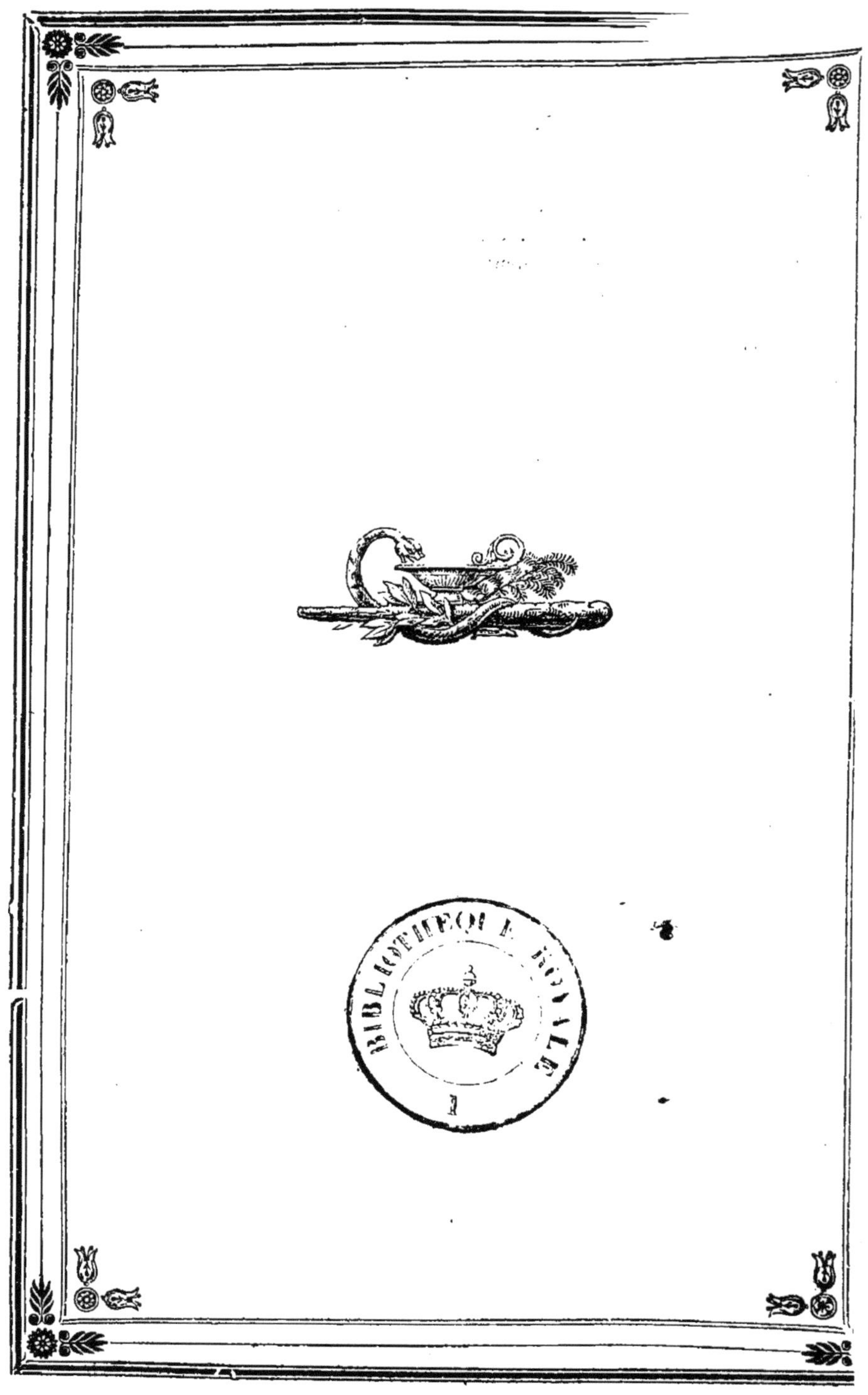

www.ingramcontent.com/pod-product-compliance
Ingram Content Group UK Ltd.
Pitfield, Milton Keynes, MK11 3LW, UK
UKHW022312120726
13694UKWH00004B/1398